电子信息化技术
在院前急救中的应用研究

刘 磊◎著

辽宁科学技术出版社

·沈阳·

图书在版编目（CIP）数据

电子信息化技术在院前急救中的应用研究 / 刘磊著. --
沈阳：辽宁科学技术出版社，2022.5（2024.6重印）
ISBN 978-7-5591-2467-8

Ⅰ．①电… Ⅱ．①刘… Ⅲ．①信息技术－应用－急救－
医药卫生管理－研究 Ⅳ．①R459.7

中国版本图书馆CIP数据核字(2022)第063321号

出版发行：辽宁科学技术出版社
（地址：沈阳市和平区十一纬路25号　邮编：110003）
印 刷 者：沈阳丰泽彩色包装印刷有限公司
经 销 者：各地新华书店
幅面尺寸：145mm×210mm
印　　张：4
字　　数：100千字
出版时间：2022年5月第1版
印刷时间：2024年6月第2次印刷
责任编辑：孙　东
封面设计：刘梦杏
责任校对：王玉宝

书　　号：ISBN 978-7-5591-2467-8
定　　价：38.00元

联系编辑：024－23280300
邮购热线：024－23284502
投稿信箱：42832004@qq.com

前　言

　　院前医疗急救是政府举办的公益性事业，鼓励、支持社会力量的广泛参与，随着城市经济社会的快速发展和人口的不断增长，市民对院前急救需求的持续增长，广大人民群众对改善医疗服务、提高生命健康保障水平有了更高的要求，院前急救供需矛盾日益突出，通过信息化手段提高急救资源利用率、急救效率和急救水平显得十分重要。为此，笔者撰写了《电子信息化技术在院前急救中的应用研究》一书。

　　本书主要包括院前急救概述、院前急救调度系统、院前急救调度系统EMCIS的技术组成和信息化技术在院前急救的应用。本书可以为急救管理者提供参考，对规范院前急救医疗行为，提高应急反应能力和急救医疗整体水平，建设现代化院前急救医疗服务体系提供帮助。

　　由于作者学识所限，疏漏、错误、表述不妥等在所难免，恳请读者批评指正。

目 录

第四章　信息化技术在院前急救的应用 ⋯⋯⋯⋯⋯⋯⋯⋯ 81

　　第一节　国内移动医疗应用——急救车 ⋯⋯⋯⋯⋯⋯ 82

　　第二节　5G 智慧医疗院前急救模式 ⋯⋯⋯⋯⋯⋯⋯⋯ 87

　　第三节　基于云存储的院前急救系统设计 ⋯⋯⋯⋯⋯ 91

　　第四节　基于院前急救服务体系的急诊区域信息化管理 ⋯ 97

　　第五节　基于互联网的院前急救转运

　　　　　　与风险评估信息平台的构建 ⋯⋯⋯⋯⋯⋯⋯ 101

　　第六节　"无线电子病历系统"

　　　　　　在院前急救中的研究与实现 ⋯⋯⋯⋯⋯⋯⋯ 107

　　第七节　云技术在院前急救信息化建设中的应用 ⋯⋯⋯ 111

参考文献 ⋯⋯⋯⋯⋯⋯⋯⋯⋯⋯⋯⋯⋯⋯⋯⋯⋯⋯⋯⋯⋯⋯ 116

1

第一章

院前急救概述

第一节 急救与急救系统

一、急救

急救是指对所有伤病员进行的紧急救护，旨在抢救生命、改善病况和预防并发症的发生。

从地理环境上看，我国地处自然灾害高发区，中国的自然灾害主要有气象灾害、地震灾害、地质灾害、海洋灾害、生物灾害和森林草原火灾。中国各省（自治区、直辖市）均不同程度受到自然灾害的影响，70%以上的城市、50%以上的人口分布在气象、地震、地质、海洋等自然灾害严重的地区。

由于经济的快速发展，刺激交通需求的增长，交通需求与供给矛盾加剧，给我国的交通设施带来巨大压力，快速的经济增长也影响了局部地区的交通安全。近年来在我国机动车数量快速增长的情况下，交通事故及伤亡人数呈不断上升趋势。除此以外，电击、溺水、呼吸道异物、鱼刺卡喉等意外人身伤害亦时有发生。

据有关文献报道，每年全球因为各类创伤致死100余万人，致伤（残）数千万人，而我国占其中1/10左右。在发达国家和地区，创伤已成为和平时期一项严重的社会问题，占居民死因的第4位，是青壮年死亡的首要原因。创伤已成为威胁生命的首要因素，而如何有效应对，减少创伤发生并提高对创伤伤者的救治成功率已成为各国亟待解决的社会问题。

二、急救系统

急救系统是指急救活动中，由急救主体、对象、目标、程序、急救技术和方法等多种要素通过院前急救、院内救治和康复治疗整合而成的急救诊治体系。按照急救地点和主要任务的不同，急救系统包括院前急救、院内救治和康复治疗三部分。

院前急救是指在院外对急危重症伤患的急救。广义的院前急救是指医护人员或目击者在现场进行的紧急抢救，而狭义的院前急救是指具有通信器材、运输工具和医疗基本要素所构成的专业急救机构，在伤患到达医院前所实施的现场抢救和途中监护的医疗活动。院前急救的特点主要有：

（一）随机性强

伤患随时呼救，病种伤情多样，重大事故或灾害具有不可预测性，因此，要求救护人员要全面掌握急救操作技术并有较强的语言沟通技巧。

（二）立即出动

一到现场立即抢救或运送，做到先抢后送，充分体现"时间就是生命"的紧急性，要求救护人员必须具备良好的心理素质，做到沉着、冷静、果断。

（三）急救条件差

现场急救多在野外、路边、变形车内及运送途中，光线、噪

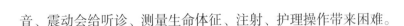

音、震动会给听诊、测量生命体征、注射、护理操作带来困难。

（四）病情多样复杂

急救对象往往伤情严重、病情复杂，所以，要求救护人员必须掌握各种常见危重急症的急救方法。

（五）急救强度大

现场抢救有时要弃车步行，有时要爬楼梯搬运病员，进行不间断心肺脑复苏等，劳动强度较大。

（六）流动性大

各种伤病可发生在医院以外的任何场合。如地面、空中、水上、地下，以地面救护为主，如家庭、街头、公园、野外、商场、公共卫生间、工作单位等。要求急救人员风雨无阻、随时准备迅速到达伤患身边。

（七）高风险性

急救的过程中存在人身伤害风险，如进入毒气泄漏环境、火场、塌方现场、刑事犯罪现场等，要求急救人员树立和加强自我保护意识。

与院前急救相比，院内急救的主要特点：

（1）具备处置各种急危重症伤患的条件。

（2）急救器材和药品配备齐全。

（3）急诊科医护人员配备较齐，技术力量强。

（4）与各专科和医技科室建立了良好的合作关系。

（5）有应对突发公共事件的预案和接收群体伤病员的措施和

能力。

在对伤患进行急救的过程中，院前急救和院内救治应密切配合、高度协调。

第二节 院前急救的功能、基本任务和意义

一、院前急救的主要功能

院前急救是指伤患到达医院前的医学急救（包括快速转运），是社会安全保障系统的重要组成部分。院前急救的功能是维持伤病员基本生命（体征）并尽早阻止病情发展、减轻痛苦、稳定伤情及精神、防止再损伤、降低伤残率和死亡率，提高最终的救治质量，以及快速安全转送。大多数严重创伤患者死亡发生在院前，做好院前急救可以降低死亡率。

二、院前急救的基本任务

（1）对呼救伤患进行现场急救和运送，要求接到呼救电话或其他方式的信息后，救护车（或救护艇）要立即出动，医护人员要随车（或随艇）尽快到达现场，进行现场急救后，迅速安全地将伤患送到就近的合适的医院急诊科（室）。根据我国情况，呼救伤患中一类是生命有危险的伤患，例如急性心肌梗死、窒息、

大出血、昏迷者等，称为危重伤患，占10%~15%，其中要就地进行复苏抢救的特别危重伤患不足5%；另一类是病情紧急但短时间内不会发生生命危险的伤患，例如骨折、急腹症、普通创伤患者等，占呼救伤患中的大多数，在进行简单现场处理后，就近送到合适医院或特约医院治疗。

（2）对各类灾害遇难者进行院前急救，例如水灾、火灾、地震等自然灾害以及战场救护等，在现场救护并组织合理分流运送，在这种现场急救中还关系到救护人员自身的安全问题。

（3）特殊任务的救护值班，例如大型会议、重要会议、比赛等。

三、院前急救的意义

院前急救是急救工作中至关重要的环节，也是抢救生命的重要保证。其组织结构可以是一个独立的医疗单位，也可以依附在一所综合性医院之中。其主要任务是挽救和维持伤病员的生命，缓解伤病员的症状，防止转运途中的再损伤以及协调各方面的关系。科学规范的院前急救不仅能有效提高救治的成功率，还能避免不必要的医疗纠纷。

对于各类危重急症伤患而言，"时间就是生命"。各种急症，包括创伤在内，大多为突然或在意外场合下发生，如何在现场分秒必争地施救，即基础生命支持（BLS），对伤患的预后是至关重要的。创伤急救必须强调最初的1小时，亦称为伤后"黄金一小时"。院前急救的场所即为事故现场，如交通事故、中毒等均应在现场进行紧急救治，特别是各种原因引起的心跳、呼吸骤停。现代医学告诉我们：猝死伤患抢救的最佳时间为4分钟，必须争取这宝贵的几分钟。所以说一个具备快速有效功能的院外急救体系可以使伤患的伤亡降低到最低限度，院前急救时段至关重要。

第三节　院前急救的基本模式和组成要素

一、院前急救的基本模式

目前，世界各国院前急救模式可划分为两大类，即英美模式和德法模式。

英美模式是以现场对症处理为主，主要由EMT（紧急医疗救护技术员）或Paramedics（辅助医务人员）履行现场急救任务，然后将伤患运到医院急诊科，由急诊医师提供进一步的医疗急救。它最大的优点是人力资源成本较低，因为医师的使用成本很高，而院前急救服务大多免费或保险支付。

德法模式是以执业的急救医生为主，在伤患到达医院前抢时间进行高质量的医疗救助，强调救护措施尽早高质量和现场医疗急救的重要性。履行现场急救医疗服务的通常为资深急诊医师和护士。此模式最大优点是急救效果更好、服务更专业、更符合生命科学原则。在人力资源成本（尤为医师的使用成本）方面，中国比上述欧洲国家要低得多，因而更显优势和发展潜力。

我国院前急救由于各省市经济发展水平不同，各地院前急救

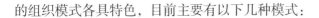
的组织模式各具特色，目前主要有以下几种模式：

（一）院前院内结合型

急救中心既有院前急救医疗，又提供院内急救医疗，并设有住院部和相关辅助科室，院前与院内统一管理，是一种"大而全"的模式。优点是具有院前、院内的全面服务功能，但该模式投资大，需要大量专业技术人才，不利于贯彻缩小抢救半径的原则。

（二）单纯性院前指挥型

采取"依托医院，分片负责，统一指挥"的模式，急救中心只是院前急救指挥的总调度。急救中心不配备人员、车辆，与各医院无行政隶属关系，只有单纯的急救指挥调度权。优点是投资少，人员编制少，与各医院紧密协作，有利于缩小急救半径，但是该模式指挥权威性缺乏保证。

（三）集中性院前指挥型

急救中心配备人员、车辆，为独立的医疗卫生机构，既有院前急救的指挥调度权，又有人财物的调配权，通常按照地理区域，以派车半径为原则，设置分站及站点，与有关医院紧密配合，形成院外由急救中心负责，院内与医院共同负责的急救网络。该模式院前急救速度快，有利于合理缩小急救半径，其指挥调度权威性有保证，但需要一定的资金投入。

（四）院前附属医院型

院前急救指挥相对独立，其附属于一家综合性医院，既有院前，又有院内，形成"一套班子、两块牌子"的机构框架。该模式人员编制少，有利于院前、院内急救工作的配合，但由于院外急救相对独立，指挥的权威性欠保证。

（五）特服联动型

中国香港特别行政区采用该模式，即消防、司警与医疗建立统一的通信网络，报警电话为"999"，在紧急救援时，视救援对象灵活调整救援种类。优点是反应速度快，实现共享资源，能综合发挥各类救援能力，有利于减少浪费，该模式不向社会收费，需要政府的财力支持。

二、院前急救的组成要素

院前急救有三大要素，即医疗、交通工具和通信。

（一）医疗

院前急救医疗要素是医学专业技术人员，并配有急救医疗设备。目前我国院前急救医务人员有医师、助理医师、护士等，并按照《执业医师法》等相关法规进行工作。急救人员上岗前应接受有关培训与考核。救护车的人员配备由医生、护士、驾驶员、护工（担架员）按需组合。目前已有相当数量的医生具备驾驶技能，使现场急救小组工作配合更默契，更快速有效。

（二）交通工具

主要是救护车。目前，我国大、中城市的救护车一般分成监护型、普通型和运输型三类。其中，监护型急救设备齐全，急救药品种类较多，主要用于危重伤患的现场急救和医疗监护；普通

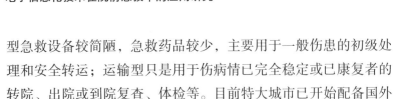

型急救设备较简陋，急救药品较少，主要用于一般伤患的初级处理和安全转运；运输型只是用于伤病情已完全稳定或已康复者的转院、出院或到院复查、体检等。目前特大城市已开始配备国外标准的监护型车，包括抢救设备优质齐全，可称流动的重症监护室（MICU）和急诊手术室。

（三）通信

1986年，卫生部、邮电部发文规定，中国院前急救机构统一使用急救电话"120"。急救中心与下属分站设专线，与网络医院等也有设置专用通信。各大、中城市的救护车内均装备无线对讲机，其覆盖半径与服务区域相一致，各城市实行统一受理、就近派车、按需送院的原则。不少城市车内还配备卫星定位系统（GPS），其车载台可接收短信息，使急救信息的传递和调度指令更便捷、清晰。

第四节　我国院前急救的建设与改革

一、历史渊源

我国院前急救历史悠久，源远流长。在古代中国就有关于创伤急救的记载，早在公元2世纪，神医华佗就曾用类似人工呼吸和心脏按压法抢救呼吸心搏骤停者；在抗日战争和解放战争中，急救人员对伤员实施了战地初级救护和快速转运，这是我国近代院前急救的雏形。中华人民共和国成立后，在各级政府及卫生行政部门的重视与关心下，我国部分大、中城市陆续建立了"救护站"。20世纪90年代后，随着我国改革开放不断深入和对外交流合作的深度、广度不断拓展，我国的院前急救事业进入了快速发展时期。

二、院前急救体系的现状

我国的院前急救业务由国家卫生健康委员会主管，各急救系统的建设资金来源为政府拨款和急救机构自筹相结合，目前实行的是半福利性有酬急救服务。我国现有多个急救系统，各自的业务范围、规模及采取的急救组织模式各不相同。

（一）120医疗急救系统

120医疗急救系统在目前我国急救医疗体系中占主导地位且分布最广，它是随着我国急救医学的发展而逐步建立起来的。20世纪90年代后，我国院前急救事业进入快速发展时期，按照卫生部卫医字〔1986〕1号和邮电部〔1986〕18号文件的要求，全国各省市急救机构使用的急救电话号码统一规定为"120"，迄今为止，我国县级以上城市基本建立了覆盖全境的120医疗急救系统，可为广大群众提供对急症、危重疾病、重大灾害、意外事故等的急救医疗服务。

（二）999红十字紧急救助系统

该急救系统是中国红十字会通过社会各单位支持、贷款和自筹资金建立起来的，自2001年5月在首都北京试行，现已经扩展到全国多数大、中城市。目前而言，999红十字紧急救助系统的建立、运行，大大缩短了急救半径，其提供优质、高效的急救医疗服务并与"120"竞争急救市场，有力地促进了我国院前急救医疗服务质量的不断提高，使我国急救救援网络更加完善。

999红十字紧急救助系统对提高广大群众的自救、互救能力起到了积极作用。"999"在相关城市各超市、商城、银行、高校等16个行业设置了免费的999急救箱，同时对上述单位、部门的急救志愿者进行免费急救培训。

（三）122交通事故急救系统

122交通事故急救系统专门针对交通事故造成的创伤进行院前急救。随着我国社会经济的快速发展，汽车的日益普及，一个负效应是交通事故呈逐年上升的趋势，给人民群众生命财产带来了严重损失。为切实保障道路交通事故伤员能得到及时、正确的救治，减轻道路交通事故的危害，维护广大群众的生命安全，122交通事故急救系统应运而生。近年来国内交通事故现场急救模式不断摸索、探讨，主要有当事人员通过"122"专线呼救的交通事故急救模式、依托于城市紧急救援系统的交通事故急救模式、"医警联动"交通事故急救模式、医疗救治点与交通警察联动的交通事故急救模式等。

三、院前急救系统的改革

（一）急救系统和模式的统一化

当前，我国院前急救模式介于美英模式和法德模式两大主要院前急救体系形式之间。从美国、德国及日本等院前急救发达国家的经验来看，院前急救普遍采用统一的集中性院前指挥型模式。

多系统、多模式并存不利于我国急救事业的健康发展，应加强急救医疗国际交流，吸取有益国际经验，在充分论证的基础上，将目前分散的急救系统并入一个体系，既可最大限度利用现有的人力、物力、财力，又便于院前急救的统筹指挥，保障并提高急救效率。

（二）急救网络的普及

我国经济发展迅速，经济总量已经稳居世界第二位，与此相适应的是，我国的医疗卫生事业包括院前急救建设也进入了新的发展时期，因此，在我国急救系统和急救网络建设的过程中，应按照各省市县常住人口数量、分布，并统筹城乡各地地理环境特点、交通条件等合理配置急救资源，逐步建成有我国特色，覆盖城乡的居民急救医疗网。

普及急救网络应注重急救信息网络的建设与升级。信息畅通是急救成功的保证，应把有线、无线电话等传统信息传递方式和GPS定位系统、GIS地理讯息系统及数据库技术、计算机网络应用技术、人工智能等有机整合成功能强大、响应快速的急救信息网，从而不仅实现急救指挥中心与首援急救人员、医疗急救人员和拟接诊医院的即时联系，同时保证急救中心与公安、消防、武警、政府部门等的全天候通信，最终综合发挥各方救援力量，确保院前急救有序、高效运行。

（三）急救人员专业化和急救装备现代化

作为专业的医疗急救人员，应具有丰富的临床经验，不仅要熟练掌握抗休克、心肺脑复苏、气管插管、静脉输液、胸腔引流等现场急救技能，还必须熟悉临床多学科常见病症的诊断和处理原则。随着社会发展，科学研究手段的进步和急救实践经验的不断积累，急救医学知识也在不断更新，为了能提供更好、更安全可靠、更有效率的院前急救服务，急救人员就必须定期地接受各种形式的急救知识培训和急救技能操作。

急救装备的现代化是院前急救系统改革的重要内容，完善的急救装备直接关系到急救的水平与质量。现场急救时，急诊救护车是集成了成套现场急救装备最主要的运载工具，卫生部曾规定，凡成立120急救中心的城市，每5万人需配备一辆急诊救护车，但就目前而言，投入使用的急诊救护车的数量仍不足，而部分车辆超期服役，救护车上急救设施短缺、落后，车辆防护能力较差等问题普遍存在。因此，各急救中心应对急诊救护车更新换代，在配备普通救护车的同时，也应针对传染病患者装备一定数量的特殊防护型救护车，该种车辆除装有心电监测、心肺复苏、静脉输液等基本急救装备外，更增加了多道重复密封措施，可将车辆驾驶室与医疗室安全隔离，因此能更加安全、有效完成特定的急救任务。

（四）推进急救医疗服务立法

我国经济、社会及民生的发展，不断对急救医疗服务的目的、内容、范围等提出新的更高要求，在此背景下，各类涉及急救的法律、社会问题较为突出。以急救医疗法律的形式对急救机构、急救专业人员和对急救服务产生影响的各类社会组织和个人进行规范是非常必要的。

　　近些年来，国内已有多个省市通过地方立法或政府规章的方式，制定了本地的急救医疗服务政策法规，在规范急救行为、促进急救体系建设、调整相关社会关系方面起到了积极的作用。例如，山东省青岛市出台了《青岛市社会急救医疗管理规定》，明确了当地各级政府、部门、网络单位的职责，充分调动社会各方面资源，更有效地保障人民群众生命安全；陕西省西安市通过急救立法明确社会急救医疗的性质，规范社会急救医疗行为，确定各级政府及其有关部门的职责，对进一步加强社会急救医疗管理，促进西安市社会急救医疗事业的健康发展，提高应急救治能力和水平是十分必要的，等等。

　　各地有关急救立法的实践和经验积累对于推动我国国家层面急救医疗法律体系的形成将起到积极的促进作用，可以想见的是，我国必将进一步加快建立、健全医疗急救法律法规体系，通过立法，建立起相应的社会急救医疗管理制度，包括急救人员准入制度、社会急救经费财政保障制度、三无人员社会急救医疗制度、特殊行业从业人员急救培训制度等。一言以蔽之，较为完善的急救医疗服务法律体系将使我国的院前急救在法律监督下健康发展。

第五节　院前急救信息化系统

随着城市经济社会的快速发展和人口的不断增长，市民对院前急救需求的持续增长，广大人民群众对改善医疗服务，提高生命健康保障水平有了更高的要求，院前急救供需矛盾日益突出，通过信息化手段提高急救资源利用率、急救效率和急救水平显得十分重要。

一、急救优先分级调度系统（MPDS）

美国国际紧急调派研究院急救优先分级调度系统（MPDS），是美国国际紧急调派研究院发展了30年的一套知识体系，MPDS在整个受理调度过程中其流程严谨、设计精密、配套体系完整，使我们在电话受理中通过精心设计的询问流程以及呼救人对应的回答，较为准确地对病人的情况进行评估；同时，在救护车到达之前可以提供清晰的、易于遵从的指令，指导现场人员采取自救和互救措施稳定患者病情，对提高院前急救抢救成功率、降低院前急救伤残率和死亡率等方面发挥了重要的作用。

二、院前医疗急救费用无线医保报销信息系统

通过信息化建设，完成院前医疗急救费用无线医保报销信息系统建设，利用现代化移动通信信息技术与医保管理系统实施无

线联网结算，在全国率先实现在救护车上对患者的院前急救费用进行医保直接刷卡结算（即实时结算）。在救护车上配备智能手机终端，使患者在院前急救服务结束时，通过智能手机终端输入参保人的个人信息，就可实现快速报销结算。"120"院前急救费用实现医保报销是一项惠及民生的阳光工程。

三、院前急救电子病历系统

通过院前急救电子病历系统的开发及应用，部署PAD端电子病历，可方便现场急救医生及时录入电子病历和救治措施，调取病人历史病历，提高工作效率；同时，提供了电子病历的分级审核、打印、存档管理、数据统计分析等功能，可加强对急救医疗质量进行监管，对院前急救的医疗行为及技术方法进行评估，通过科学的分析统计，制定更合理的急救规范和治疗方法，提升急救中心整体医疗水平。另外，降低了人力投入成本，节省每天需通过手动录入大量纸质病历投入的时间和人力等。

四、突发事件伤病员信息管理系统

突发事件伤病员信息管理系统采用移动互联网技术，解决了突发事件信息漏报，重复上报，指挥调度中心电话繁忙信息传输渠道被占用，信息报告不及时、不准确、不完整和信息报告渠道不畅等问题，解决在伤病员分送多家医院后，救治情况、伤情变化的跟踪统计，信息及时更新、汇总比较困难和原始的问题，可通过系统短信平台实时、快速、准确地将突发事件伤亡情况、救治情况报告相关部门和领导，提升信息报告的及时性、准确性和完整性，为紧急医学救援指挥决策和应急处置提供可靠依据，最

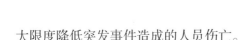

大限度降低突发事件造成的人员伤亡。

五、急救车车载视频监控系统

通过急救车车载视频监控系统可远程实时查看联网到监控平台内急救车急救现场的情况以及车内急救过程，加强院前急救工作监督、管理，不断提升院前急救服务质量和水平。同时，增加急救行为透明度，发生投诉、医患纠纷时有据可查。

六、互联网电子地图子系统

互联网地图提供了面积大、内容全、更新迅速的地图数据，互联网电子地图的应用解决了原有本地地图存在的地址数据不够全面、地图更新滞后、数据维护困难、覆盖面积小等问题。同时，增加了"模糊"名称查询、强大的地址查询能力、精细的行车轨迹浏览、测距等辅助功能，并可提供城市道路交通流量信息（即实时路况信息），精准、直观地显示急救车辆位置和状态等信息等。

七、患方满意度回访系统

为了解院前医疗急救服务全过程，规范服务行为，加强急救中心行业作风建设，进一步提高院前医疗急救服务质量，构筑和谐医患关系，客观、高效、真实、全面地掌握患方对急救工作的评价和满意程度，中心开展了急救工作满意度短信回访系统建设，该系统可对每一起急救事件进行短信回访，并进行统计分析，极大地提高了患方满意度回访工作效率，对加强院前急救工作管理和决策提供了重要的依据。

八、"微信急救"服务系统

"微急救"新型急救服务系统借助微信服务平台，市民通过微信关注"急救中心"公众号，通过"微信急救"平台预留个人信息及医疗健康状况，在紧急情况时通过微急救呼叫120后，GPS定位信息及报警人预留的健康资料等信息可以同步推送到急救中心，不仅使得报警人的报警效率得到提升，急救车精确快速地到达患者身旁，还能使得急救医生对患者的全面评估更准确，同时，此平台还兼具车辆信息甄别、微信支付、报名急救培训和学习急救常识及技能等多项服务功能，为患方提供快速、准确、便捷的院前急救服务。

2

第二章

院前急救调度系统

第一节　调度系统的发展与现状

现代化的调度系统是调度职业化的必备工具，掌握调度系统不仅是工程技术人员的事，调度也应该对调度系统有些微了解，才能将自己的技能与系统融为一体，运用自如，充分发挥系统的功能，体现调度的现代化水平和政府投入的最大效益。

一、急救中心信息系统概念

在讨论院前医疗急救调度专业培训的时候介绍调度系统，这是顺其自然，但讨论调度系统之前还要先了解急救中心信息系统，这似乎有点跑题。其实不然，二者有着密切的联系。调度系统也就是120系统，独立型急救中心或独立的指挥型急救中心的信息系统几乎都起源于120系统，后来加入了自动化办公系统（OA）、管理系统，进而与卫生行政部门及医院联网，实现信息互联互通。这些急救中心信息系统的核心服务器、网络交换机以及IT人员绝大多数都设在调度科，信息系统的建设与维护也成了调度科的职责。

（一）急救中心信息系统定义

急救中心信息系统是指利用计算机软硬件技术、网络通信技术等现代化手段，对急救中心及其所属各部门的人流、物流、财流进行综合管理，对在医疗活动各阶段产生的数据进行采集、传输、储存、汇总、处理、提取，加工生成各种信息，从而为急救中心乃至全市急救体系的整体运行提供全面的、自动化的管理及各种服务的信息系统。

EMCIS是现代化急救中心（急救体系）建设中不可缺少的基础设施与支撑环境，它不同于抢救设备和急救车辆，它的结构复杂、联系广泛、应用特殊，并与院前医疗急救的实施、指挥调度的操作、政府的应急决策及院前医疗急救的科学管理密切相关。全市公众的紧急呼救和急救体系的运作与管理也依靠这个系统，它几乎涵盖了院前医疗急救业务和管理的全部信息，所以全国许多急救中心都把指挥调度信息系统与自动化办公系统合而为一，形成EMCIS，这是符合我国对于医院信息化建设的要求的。EMCIS不是简单地模拟现行手工管理方法，而是根据急救中心运行及管理模式采用科学化、信息化、规范化、标准化理论设计建立的。实用性是评价EMCIS的主要标准。它应该符合现行急救体系结构、管理模式和工作流程，能满足急救中心一定时期内对信息的需求。它是现代急救中心管理工作中不可缺少的重要组成部分，并能对提高院前医疗急救服务质量、应急能力、工作效率和管理水平，以及履行社会公益服务的职能产生积极的作用。

在建设EMCIS前，急救中心必须首先规范自身的管理制度及运行模式。EMCIS建立的过程，应是急救中心和急救体系自身规范管理模式和管理流程，提高工作效率，健全运行机制的过程。

（二）EMCIS的构成

EMCIS主要由院前医疗急救指挥调度信息系统、院前医疗急

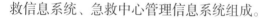

救信息系统、急救中心管理信息系统组成。

1.院前医疗急救指挥调度信息系统

院前医疗急救指挥调度信息系统是用于急救中心对医疗呼救的受理、响应与处置全过程所产生的数据进行采集、储存、处理、提取、传输、汇总并加工生成各种信息，支持调度员和急救人员的医疗活动，支持管理人员的管理活动，以提高调度质量和院前医疗急救工作效率的信息系统，暂且命名为PEMDIS（Prehospital Emergency Medical Dispatch Information System），我们习惯的称谓是120系统或调度系统。120系统应用在急救中心的近端调度工作站、应急决策工作站和急救分中心的远端调度工作站。

2.院前医疗急救信息系统

院前医疗急救信息系统是EMCIS的组成部分，其对在院前医疗急救医疗活动各阶段产生的数据进行采集、储存、处理、提取、传输、汇总并加工生成各种信息，支持急救人员的医疗活动，丰富和积累临床医学知识，并提供临床咨询、辅助诊疗、辅助临床决策，以提高医疗质量和工作效率的信息系统，暂且命名为PEMIS（Prehospital Emergency Medical Information System），主要应用在固定医生工作站、移动医生工作站和急救供应站。

3.急救中心管理信息系统

急救中心管理信息系统是指利用计算机软硬件技术、网络通信技术等现代化手段，对急救中心及其所属各部门、各急救机构的人流、物流、财流进行综合管理，从而为急救中心管理提供全面的分析及各种服务的信息系统，暂且命名为EMCMIS（Emergency Medical Center Management Information System），应用在各科室、部门的工作站。

EMCIS的特点是可靠性高、安全性高、集成度高、信息量大、时间性强、移动应用多、遇到的突发事件也多。

二、EMCIS发展历程

中国的院前医疗急救事业始于20世纪50年代初，到了90年代初期也仅部分大城市有了急救机构。急救机构的通信设备只是普通的电话和模拟制式的甚高频无线电台（对讲机和车载台）。当计算机开始普及时，个别急救站也开始将计算机用于派车单的录入和数据统计。到90年代后期时，形成了数台计算机组网在调度工作中的应用，但还没有形成信息系统。从21世纪初开始，北京、上海、天津、南昌、南通等地急救中心，将120数字程控交换机与计算机集成应用，搭建了比较简单的120信息系统。计算机可以从电话局获得主叫号码和固话的装机地址对信息，计算机还可以控制交换机，实现"软电话"功能和有线通信中的数据管理。电话录音从卡带的模拟制式走向计算机的数字录音制式。

2003年，国家投入巨资，全国300多个地级市几乎都成立了急救中心，建设了120系统。此时的120系统已经不局限于急救中心内部，而是覆盖本地区的急救机构，形成专业的网络化的急救信息系统。

近年来，各级政府和各地急救中心着力将120系统与政府、医院、急救机构形成有机联系，打造覆盖紧急医疗救援全行业并链接市政府应急指挥专网的横向的、广域的医疗救援信息网络，努力实现救援现场和指挥中心之间、救援现场和医院之间、医疗救援体系各层级之间的信息收集、传递、共享及管理；实现从卫生行政主管部门到急救中心、医疗机构、急救分中心、社区急救站（包括救护车）的垂直指挥，实现按权限指挥调度、决策分析、监督控制、超值预警、统一服务等功能，发挥医疗救援体系整体应急功能，从而在常态事件的院前医疗急救服务及突发事件紧急医疗救援活动时具有较有效的组织指挥、较快速的反应能力、较专业的医疗救援、较好的资源利用率和较高的抢救成功率。

第二节　院前急救调度系统EMCIS功能需求

本节介绍EMCIS的目标定位、整体功能、标准化要求及主要工作站的基本功能。

一、EMCIS目标定位

EMCIS至少应该被定位于二级医院规模的信息系统水平，理由有三：一是各地区急救中心一般被列入二级或三级医院行列；二是城市急救体系遍及全市城乡，其信息系统的应用也遍及城乡，其范围之广，没有一家医院能企及；三是EMCIS的安全级别被定为三级，属较高级别。

为体现这个定位，应该从以下几方面努力：

（一）促进信息资源整合利用

急救中心信息化建设经历了多年发展历程，调度、急救、车管、财务、管理等部门陆续建立了各自的信息系统。但是，由于缺乏统一规划，这些系统大多数为分散建设，信息不能充分共享和交换，形成大量"信息烟囱"和"信息孤岛"。要消除这种状态，必须对信息资源进行整合与利用。

（二）建立急救中心信息平台

急救中心信息平台的建立是EMCIS建设发展的新要求，急救中心信息平台是一个对急救体系内部开放的系统，具有适应各种政策、技术、业务发展的能力，遵循信息标准化的软件系统都可以接入平台，并通过平台实现数据集成和应用集成。急救中心信息平台降低了业务系统间的高耦合性，形象地说，急救中心信息平台好像一个标准化的插座，急救中心各业务系统像一个个插头，比较容易实现接入和更换。通过建设急救中心信息平台，将原先分布在各业务系统中的信息交换整合到急救中心信息平台，实现急救中心各个科室之间、各级各类急救机构之间信息的互联互通，满足以病人为中心的信息资源整合与利用；满足以电子病历为核心的急救中心数据中心建设，实现业务数据实时更新，确保信息同步；满足管理决策、临床决策、科学研究、对外信息共享；满足以临床路径和知识库为基础的临床决策支持，最大限度地方便一线调度员和急救人员的工作，保证医疗安全，提高医疗质量；满足以医疗和人财物运营为内容的管理分析决策，提升急救中心整体管理水平和工作效率。

（三）建设大数据应用中心

院前医疗急救的电子病历是EMCIS的核心，电子病历是高度集成的医疗数据，电子病历也是使医疗数据得到最大限度共享的手段。以患者为主线，通过先进手段，采集与院前医疗急救服务活动所有的相关信息，将其有机地关联、科学地分类和抽象地描述，使之系统化、条理化和结构化，实时用于危重症患者的及时救治和重大突发事件的紧急医疗救援，努力提高现场抢救成功率，改善患者的预后和生存质量，就必须建设应用大数据（big data）技术的数据中心。大数据指的是所涉及的资料量规模巨大到无法通过目前主流软件工具，在合理时间内达到撷取、管理、处理并整理成为帮助决策为目的的资讯。大数据的4V特点：Volume（大量）、Velocity（高速）、Variety（多样）、Value（价值）。大数据技术的战略意义不在于掌握庞大的数据信息，而在于对这些含有意义的数据进行专业化处理。

（四）提升院前医疗急救服务能力

保障医疗安全，提高医疗质量是急救中心的中心工作，必须加强对医疗过程的监控，规范诊疗行为。随着临床路径的不断发展，其目的逐渐外延，作用不断扩展，目前已经成为一种有效的院前医疗急救质量管理工具和疾病诊疗及评估标准。统一急救中心信息平台下标准化的电子病历建设不仅能保证信息"数出有源"，还能有助于规范临床路径、实现医疗过程监管，促进提高医疗服务质量和降低医疗费用。我国一些急救中心已经开始了院前医疗急救临床路径的研究。

（五）提高管理质量和运行效率

EMCIS的建设应该结合先进的医疗管理思想和管理模式。通过急救中心信息平台协调相关机构的步调，形成合力，凭借技术支撑，掌握工作主动权，把事后管理转变为实时监控。管理信息系统全面支持急救中心现有和将来可以预见的一切行政、财务、物资等的管理事务发展提升的需要，达到管理的全面信息化，满足急救中心加强管理和提高工作效率的要求。

（六）参加区域卫生服务协同

电子健康档案跨越不同的机构和系统在不同的信息提供者和使用者之间实现医疗信息交换和共享，为提高患者的安全、提高医疗质量、改善健康护理、推进患者康复和降低医疗费用提供有效的手段。通过电子健康档案实现医疗卫生资源纵向和横向的整合，充分利用资源实现各医疗卫生机构之间的协作；电子健康档案是区域卫生信息化的关键，院前医疗急救信息是电子健康档案信息的一部分。

（七）建立高效指挥调度体系

指挥调度体系是EMCIS的重要组成，要在急救中心信息平台的基础上建立垂直到底、横向到边的指挥调度体系，实现全市院前医疗急救资源的统一指挥、统一管理。

二、EMCIS功能需求

EMCIS的功能可以划分为指挥调度、现场处置、资源管理、经济管理、综合管理、应急管理、急救分中心（站）管理、外部接口等八个部分。

（一）指挥调度功能

指挥调度功能是以受理的患者信息为核心，以对患者呼救的响应过程为主线，调度员从受理呼救，到组织急救资源、电话

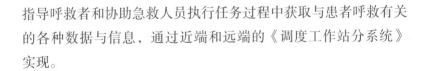

指导呼救者和协助急救人员执行任务过程中获取与患者呼救有关的各种数据与信息，通过近端和远端的《调度工作站分系统》实现。

（二）现场处置功能

现场处置功能是延续指挥调度部分，仍以患者信息为核心，将患者接受院前医疗急救服务过程作为主线，急救人员将沿此主线展开工作。随着患者接受院前医疗急救服务活动的进行，产生并处理与患者诊疗有关的各种诊疗数据与信息。整个诊疗活动主要由急救医生工作站来完成，并将这部分临床信息进行整理、处理、汇总、统计、分析。急救医生工作站包括固定医生工作站、移动医生工作站，还有救护车工作站，可以合称为《院前工作站分系统》。

（三）资源管理功能

资源管理功能主要处理与药品、耗材、设备、车辆、指挥系统等有关的所有数据与信息。共分为两部分，一部分是基本资源部分，包括药品、耗材、设备、车辆的管理；另一部分是应用部分，包括各种资源的合理使用与消耗的管理。资源管理部分功能体现在《药品、耗材、设备工作站分系统》《救护车管理工作站分系统》《信息系统运维工作站分系统》。EMCIS的技术设施既是系统应用的基础，也是急救中心的资源。

（四）经济管理功能

经济管理功能属于EMCIS中的最基本部分，它与急救中心内所有发生费用的部门有关，处理急救中心各有关部门产生的费用数据，并将这些数据整理、汇总、传输到各自的相关部门，供各级部门分析、使用，并为急救中心的财务管理服务，包括院前医疗急救服务收费、各种资源的购置与管理、指挥系统的建设与运行、财务与经济核算等。经济管理功能体现在《财务工作站分系统》。

（五）职能管理功能

职能管理功能主要体现在急救中心职能科室对院前医疗急救的支持管理、质量的控制管理和急救中心的行政管理。业务管理以电子病历为核心，开展病案管理、医疗统计、综合查询与分析、用户回访及与院前医疗急救医疗有关的工作，可能涉及的科室包括医务科、护理部、设备科、科研办公室、急救网络科、培训中心等。需要《医事管理工作站分系统》。行政管理包括行政事务、纪律检查、人事管理、党团工会事务、总务管理、财务管理、急救网络管理、急救中心网站（页）管理等，需要《综合管理工作站分系统》。

（六）应急管理功能

院前医疗急救机构在许多地方已经成为公共卫生的专业应急队伍，急救人员不仅要承担紧急医疗救援任务，在灾区还要担负巡诊、送医送药的医疗任务和流行病学调查、灭蚊灭鼠等卫生防疫任务。有的地方将120指挥中心作为地级市卫生行政部门，特别是卫生应急部门的信息平台、通信平台和指挥平台，统一对本地域突发公共事件的卫生应急资源信息进行有效管理；实现突发公共卫生事件的动态监测，并提供专业预警信息；面对各级、各类突发公共事件，能够快速采集数据，为领导提供决策依据和指挥

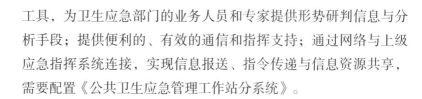

工具，为卫生应急部门的业务人员和专家提供形势研判信息与分析手段；提供便利的、有效的通信和指挥支持；通过网络与上级应急指挥系统连接，实现信息报送、指令传递与信息资源共享，需要配置《公共卫生应急管理工作站分系统》。

（七）急救机构管理功能

县、区级的急救分中心和乡、镇、街道、社区级的急救站都是急救网络里的基层急救机构，或独立建制、或隶属于卫生局、或隶属于急救中心、或隶属于医院（或急诊科）。急救分中心的管理更像是急救中心的缩小版，包含资源管理、经济管理、综合管理等，为急救分中心的领导和行政人员配置《急救分中心（站）管理工作站分系统》，这个功能也可以称为急救网络管理功能。

（八）外部接口功能

外部接口功能提供EMCIS与上级行政机构应急平台、区域卫生信息平台、社会应急机构信息平台、固定及移动医生工作站、救护车工作站、各级急救机构、急救网络医院、医疗保险系统的接口。

三、对信息标准化的要求

EMCIS是为采集、加工、存储、检索、传递患者医疗信息及相关管理信息而建立的人机系统。数据管理是EMCIS成功的关键，数据必须准确、可信、可用、完整、规范及安全可靠。急救中心数据库是以患者医疗数据为主，包括相关的各种经济数据、行政管理、物资管理数据。急救中心数据库应包含急救中心全部资源的信息，便于快速查询，数据共享。数据库的设计和使用必须确保数据的准确性、可靠性、完整性、安全性及保密性。数据字典编码的主要内容已经在第四章做过介绍，缺失的部分可以自行编码，一旦有了国家标准，立即更新以国家标准为准。由于EMCIS覆盖全市范围，需要对数据输入、数据共享、数据通信、数据备份、数据恢复、数据字典编码标准等采用多种技术手段来保护中心数据库的安全，数据的安全性、保密性应符合国家的有关规定。

四、《调度工作站分系统》基本功能

《调度工作站分系统》是协助调度员完成调度工作的计算机应用程序，是EMCIS的指挥调度部分，既是呼救受理平台，又是指挥调度平台和院前医疗急救信息管理平台。在设区市的区、县级急救分中心的远端调度工作站分系统还可以是公共卫生综合应急指挥平台。《调度工作站分系统》可以有近端（中心端）和远端（分中心端），基本功能是如下：

（1）自动从120系统获取呼救电话和主叫信息。

（2）支持调度员处理呼救电话的受理、判断、评估、调派、报告、监测等指挥调度活动。

（3）自动发送调度指令、自动接收急救单元和急救站发送的各种数据信息。

（4）自动审核事件记录、判断、评估、调度、报告、监测等活动的完整性和准确性。

（5）实现与上级应急机构的信息实时互联互通。

（6）保持与急救单元的信息实时互联互通。

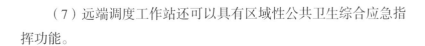

（7）远端调度工作站还可以具有区域性公共卫生综合应急指挥功能。

五、《医生工作站分系统》基本功能

《医生工作站分系统》是协助急救医生和护士完成院前医疗急救医疗工作的计算机应用程序，是EMCIS的基层或现场处置部分，可以分为固定和移动两种。固定的设在急救站，移动的由医生随身携带，其共同的任务是实现和保持急救人员与指挥中心的互联互通，其基本功能如下：

（1）自动从《调度工作站分系统》获取患者基本信息、患者健康信息、调度指令信息。

（2）支持医生在现场处理过程中记录在询问、检查、检验、诊断、医嘱、处置等诊疗活动中的信息。

（3）支持医生查询历史诊疗信息，提供比较功能。

（4）支持在现场处理和运送过程中，护士对处理医嘱（录入与审核）、记录体征、执行医嘱（检查操作、检验操作、给药操作、辅助治疗操作）、护理计划、护理评价、费用管理等的记录，自动审核录入医嘱的完整性与准确性。

（5）支持移动医生工作站分系统对工作状态的确认、接听和拨打电话、卫星定位与自动导航、多媒体信息的获取与关联、与指挥中心的数据通信、对医院接收患者能力的查询、与医院交接时的患者数据交换等功能。

（6）《固定医生工作站分系统》提供打印功能。

《医生工作站分系统》运行不能代替医生作出决策，也不应该限制医生的决策行为。在医生工作站产生的各种信息是药房、收费等系统的基本数据来源，是管理系统的基本数据来源，要求数据准确可靠，速度快，保密性强，有软、硬件应急方案。

六、《救护车工作站分系统》基本功能

《救护车工作站分系统》是协助急救人员完成院前医疗急救医疗工作的计算机应用程序，是与《医生工作站分系统》并行的。《救护车工作站分系统》的主要任务是实现和保持救护车与指挥中心及急救医生的互联互通，其基本功能有：

（1）自动从指挥调度分系统获取调度指令信息，将救护车的位置信息和工作状态信息实时上传给指挥中心。

（2）自动从指挥中心获取城市交通管理机构提供的道路交通信息。

（3）自动根据调度指令和道路状况为救护车行驶导航。

（4）接听和拨打电话，实现救护车与外界的语音联系。

（5）可以具备移动医生工作站分系统的部分功能，如记录电子病历。

（6）自动记录救护车运行过程中产生的多媒体信息（包括油、电、行驶方向、行驶距离、车内温湿度、车内外视频图像、车内声音等）并上传给指挥中心。

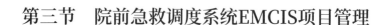

第三节　院前急救调度系统EMCIS项目管理

一、信息系统项目特点

（一）信息系统项目需求并不稳定

在信息系统项目进行中，我方的需求会不断被激发，被不断地一步一步明确，导致项目的进度、费用等计划会不断更改。某急救中心的120改建项目原计划在应急决策室设置2×2的47英寸LCD组合屏，在施工中又觉得这个组合屏不够大，没有占满整个墙面宽度，于是又要求变更为2×3的47英寸LCD组合屏。显示内容又增加了突发事件时急救资源的调用与现场处置图像的演示功能，这都延长了工期，增加了费用。

（二）信息系统项目成败因素颇多

信息系统是智力密集型、劳动密集型的项目，受人力资源影响最大，项目成员的结构、责任心、能力和稳定性对信息系统项目的质量以及是否成功有决定性的影响。前面提到的120项目就因为项目经理的变动导致甲方所要求的功能没有全部实现，未完全达到预期目标。

二、信息系统项目管理的实施

信息系统项目也是有生命周期的，符合一般项目管理的规律，施工方应该会同我方分别制定各阶段的任务范围、进度、费用以及质量要求。例如，信息系统项目实施费用中并不包括运行维护成本，但很多急救中心的领导都会考虑到今后的运行维护费用，施工方应该向我们介绍信息系统成本的构成，特别是运行与维护的成本，以便降低日后系统运行和维护的费用。

三、信息系统项目质量管理指标

信息系统项目建设要实行全面质量控制，包括系统分析、系统设计时的质量控制，系统实现时软件的质量控制，文档与人员培训的质量控制。其中信息系统实现时软件的质量控制比较难管理，难管理的主要原因是信息系统的质量指标体系难以定义、难以度量。信息系统的核心是应用软件，影响软件质量的主要因素是产品运行和产品修改，姑且作为我们考评应用软件产品的质量指标。

（一）产品运行指标

1.一致性

产品运行的一致性是指系统的硬件资源能满足软件运行需要，设备的运行速度要快于操作速度，调度工作对时间的要求非常严格。因此，系统软硬件的一致性是重要指标，在选择服务器、存储设备时要求指标高一些并不为过。

2.可用性

可用性是指软件能满足设计书中对功能的要求，在完成预定功能时令人满意。如在电子地图上对现场地址进行定位的同时在调度界面上对急救资源进行排序就是非常实用的功能，使调度员记录完现场地址就可以立即看到现场附近有什么急救资源可以调用，极大地方便调度员掌握急救资源。

3.智能性

智能性是指在输入数据无效或操作失误时，软件均能识别并提示操作者。如急救医师在记录电子病历时，系统能够主动提示急救药品的作用、常用剂量、用法，并根据药品配伍禁忌、药物过敏反应进行医嘱自动审查和提示；当急救医师选择限制性药品和超常规剂量用药时，系统会提供警示。如阿托品用于心动过缓时，一次性剂量是0.5mg，而用于有机磷农药中毒时，一次性剂量需要用到5~10mg。电子病历的智能性就要体现在能针对不同的疾病给予不同的识别和警示。

4.安全性

产品运行安全性体现在系统能够控制或禁止未经授权的人使用软件或数据的企图。急救医师要使用电子病历必须经过用户名/密码、数字证书或指纹识别中的一种认证方式进行用户认证，才可以打开电子病历进行浏览、编辑或修改。

（二）产品修改指标

1.可理解性

可理解性是指软件词汇、功能和流程完全符合院前医疗急救工作要求，用户容易理解和使用。如某急救中心的电子病历中要填写救治结果和救治效果。救治结果信息词条下拉菜单是"未治、显效、有效、无变化、稳定、死亡"；救治效果信息词条下拉菜单是"未治、显效、有效、无变化、恶化、现场死亡、途中死亡"。救治结果和救治效果两个名词的差别是什么？两个名词所包含的数据内容几乎完全一样，让急救医师怎么理解和操作呢？

2.可维修性

可维修性是指急救中心的运维员可以自行处理小的问题，厂家的运维员有能力在现场诊断较大的问题并改正。如某急救中心在调度软件中嵌入了MPDS，按照调度工作流程要求在接听120电话时首先要询问现场地址，其次核对呼救者电话号码，第三询问发生了什么事？在明确了这三条信息后可以点击"MPDS"图标按钮，进入MPDS界面，先前记录的现场地址、电话号码和呼救事由信息都自动填入MPDS界面，当完成MPDS的操作流程返回到调度界面时，在MPDS界面记录的信息又都全部转移到调度界面，可以进入派车阶段。但当刚进入MPDS界面而又判断患者是危及生命的急危重症时，可以立即跳出MPDS界面，进行派车，派车后再返回MPDS界面，再继续询问和记录。这样在调度界面和MPDS界面之间就有两次跳转。调度员试用后发现在MPDS的流程中还应该增加和调度界面跳转的次数，于是工程技术人员就地修改程序，很快得到解决，使得调度软件与MPDS软件之间的运行进一步灵活。

3

第三章

院前急救调度系统
EMCIS的技术组成

本节介绍EMCIS的技术构成，包括基础环境体系、应用环境体系、标准规范体系、安全保障体系和运行维护体系等部分。

EMCIS是急救中心信息化的基础，技术构成涉及非常广泛的学科，本节尽量做简明扼要和有实用性的介绍，由于电子和信息技术更新很快，本节涉及的具体技术细节和数据很快就会落后，所以仅供参考。

第一节　EMCIS技术构成

一、EMCIS架构

EMCIS架构由基础环境体系、应用环境体系、标准规范体系、安全保障体系和运行维护体系构成。

二、EMCIS架构设计原则

设计EMCIS的技术构成是工程技术人员的职责，但作为使用方，我们应该要求设计方遵循以下原则：

（一）以安全、稳定的运行为第一需求

以往，有的急救中心曾发生过120电话中断或误把无声电话设置成骚扰电话而阻止其进入，导致患者没有获得及时抢救的事例。近年来，网络上又曝出多家5级甲等综合医院的信息系统突发瘫痪而给患者就医带来极大不便的事例。医疗机构信息系统的安全、稳定运行必须引起高度重视。

（二）以患者为中心，实现业务整合与数据共享

急救中心是一个为全市市民服务的医疗机构，为患者提供优质服务是我们的宗旨。急救中心信息平台应该是一个集成各类应用系统，服务患者的数据交换和业务协作平台。我们要建设、运行和管理这个平台，就要完全了解和继承急救中心已有的各信息系统，要解决各个系统的异构集成、数据共享和数据交换传输标准等关键性技术问题，要规避各部门的"自立门户"观念，以及系统间"点对点"式的信息共享与交换机制，对内要集成指挥调度信息系统、院前医疗急救信息系统、急救中心管理信息系统、电子病历浏览器，对外要连接卫生应急、医疗保险、区域卫生等多个信息系统，以患者为中心，实现业务流程的优化、业务信息的规范化，解决系统内外的信息安全共享与交换管理。

（三）以电子病历为载体，实现诊疗数据的组织与共享

以电子病历为核心载体，是强调以患者为中心，将患者的院前医疗急救资料以统一的形式组织起来，以统一的方式向外展示，并使之成为电子健康档案的有机组成部分，形成以电子病历基本架构与数据标准为基础的患者诊疗数据标准化、规范化的共享与利用。

（四）以统一的信息平台，实现服务与管理协同进行

急救中心的管理主要分为医疗管理与运营管理，医疗管理通

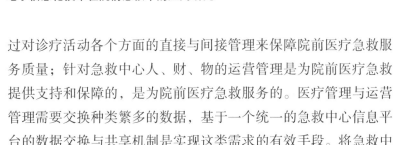

过对诊疗活动各个方面的直接与间接管理来保障院前医疗急救服务质量；针对急救中心人、财、物的运营管理是为院前医疗急救提供支持和保障的，是为院前医疗急救服务的。医疗管理与运营管理需要交换种类繁多的数据，基于一个统一的急救中心信息平台的数据交换与共享机制是实现这类需求的有效手段。将急救中心管理与院前医疗急救服务的业务流程有机结合，建立统一的数据共享和交换机制，是急救中心信息平台的核心目标之一。

第二节　EMCIS应用环境体系

EMCIS的应用环境体系由服务器群、系统接入交换平台、数据管理平台和应用平台构成。

一、服务器群

服务器群由数据库服务器、数据交换服务器、通信服务器、应用服务器等组成。服务器群采用群集方式运行，既能提高效率，又能保证系统后台服务器的备份。服务器群是由类似的服务器硬件配以不同的软件，实现不同的功能。

（一）数据库服务器

数据库服务器用于部署数据库管理软件、数据存储与备份，为EMCIS提供数据访问、数据管理和数据支撑服务。数据库服务器的配置应根据数据量的大小确定，也可以按照系统的规模配置。表3-1给出的是不同规模系统配置的主要参考值。

表3-1　不同应用规模的系统数据库服务器配置主要参考值

	省会市	地级市	县级市
CPU	四核处理器	双核处理器	四核处理器
	8MB缓存	4MB，L3缓存	4MB缓存
	主频1×2.66GHz	主频1×2.66GHz	主频1×2.66GHz
	1066MHz前端总线	800MHz前端总线	800MHz前端总线
内存	8GB	4GB	2GB
硬盘	RAID0，1，5，6	RAID0，1，5，6	RAID0，1，5，6
	镜像4×146GB	镜像2×146GB	镜像2×146GB
	SAS	SAS	SAS
	10K转	10K转	10K转
网卡	双千兆	双千兆	

与数据库服务器关联的是数据存储设备，常采用磁盘阵列。省会市系统的磁盘阵列存储容量可以用到10TB，地级市系统的磁盘阵列存储容量可以用到2TB，县级市系统的磁盘阵列存储容量可以用到1TB。

（二）通信服务器

通信服务器是为网络上需要通过远程通信链路传送文件或访问远地系统或网络用户提供通信服务。

（三）Web服务器

Web服务器也称为WWW（World Wide Web）服务器，主要功能是提供网页访问服务。

（四）应用服务器

应用服务器是通过协议来为客户端应用程序提供访问途径和运行程序。应用服务器用于部署IVR、CTI、GPS、GIS、CAD、数字录音系统、数字录像系统、视频通信系统、移动医疗信息系统等，对外提供数据交换与传输服务，对内提供指挥调度、应急决策、质控管理等各种业务应用服务。

1.IVR服务器

IVR服务器用于为呼救用户提供语音提示，引导呼救用户选择服务内容，接收呼救用户在电话键盘输入的信息，实现对数据库的交互式访问。IVR可以减少调度员的操作，达到提高效率、节约人力、减少电话误呼入的目的。

2.CTI服务器

CTI服务器将交换机和计算机系统结合起来，接收来自交换机的呼叫信息（如呼叫电话号码等），同时可以通过计算机有效地控制交换机的呼叫处理，包括呼叫转移、呼叫中止、智能呼出等服务。

3.GPS服务器

GPS服务器接收车载信息终端通过网络上传的各种数据。

4.NAS服务器

NAS（Network Attached Storage网络附加存储）是一种文件共享服务，为局域网环境中多台计算机主机共享提供存储空间，也称为"网络存储器"。它是一种专用数据存储服务器，适合用于对重要的数据进行实时自动备份和多区域集中备份，如本地备份（将电脑上的数据通过局域网备份到NAS中）、异地备份（将异地电脑上的数据通过广域网备份到NAS中）和NAS间备份（NAS与NAS之间复制数据）。

这几种服务器无非都是用计算机等硬件通过安装不同的软件实现的，使用不同的服务器实现不同的功能，以提高服务器的效能和容灾能力，从提高EMCIS的安全性和稳定性来看是极有必要的。应用服务器的基本配置类似数据库服务器。由于计算机设备创新和更新得很快，本文所提到的配置只是参考值，至少不能低于此参考值。

二、数据接入交换平台

（一）数据接入交换平台的作用

EMCIS应用的数据可能来源于跨地域、跨部门、跨平台的不同应用系统、不同数据库。如何实现多个数据库平台、不同数据格式之间的数据交换，是消除众多信息孤岛必须面对的问题。数据接入交换平台应运而生，它可以整合多个数据库平台，对外提供统一的简单数据访问接口、保证数据传输安全、保证数据传输的完整性、提供快速数据查询能力、提供备份文件到远程服务器。

（二）数据接入交换平台的架构

数据接入交换平台是利用网络，为异构、自治的多方提供统一、安全、灵活的数据互访支持的计算机软硬件系统。数据接入交换平台由内网、内网隔离区、准外网、外网隔离区和外网接入区等五部分组成。内网区是EMCIS的一部分，专门用于对外服务。内网隔离区主要由具有主动数据交换功能的网络管理系统组成，如根据业务需要定制的网闸系统。准外网是对外服务的数据交换服务器和为平台提供安全服务的服务器。外网隔离区由防火墙和隔离区组成。隔离区存放必须公开的业务服务器，对外提供业务服务。外网接入区主要由网络设备和线路组成，对外提供网络链路接入。

数据交换服务器是数据接入交换平台的信息控制中枢，主要完成数据交换方的组合、远程部署、管理配置、监控管理、安全管理等工作。适配器的主要功能是实现与应用的对接，并把抽取和接收的消息发送到数据接入交换平台，从而实现数据路由和数据转换。

（三）数据接入交换平台的功能

包括两部分：适配器开发功能和数据的交换、传输与管理功能。

1.适配器开发功能

可以定制系统间数据交换的接口文档模板，统一消息的控制部分，用于各应用系统数据的抽取或加载。针对各接入节点的不同系统或数据库，需要有相应的接口系统（适配器）将它们接入到交换平台上来，并与整个平台无缝地融合起来。支持与各类关系数据库DB2、ORACLE、MS SQLServer、MySQL、INFORMIX、SYBASE的互联接口，能够满足系统管理数据、运行日志数据与外部关系数据库的交互存取，实现系统管理功能的扩展。

2.数据的传输功能

（1）通信方式：数据接入交换平台使用基于TCP/IP网络的各种文件传输协议，支持多种不同的通信方式。

（2）文件处理：对文件的处理包括格式的识别、数据的格式和有效性校验、错误处理、自动编程的不同文件格式的转换和基于文件内容的动态路由。

（3）传输驱动：支持多种驱动方式和相应的通信适配器，通过配置这些适配器的参数和工作模式，实现数据传输。

（4）事件驱动：支持多种事件驱动传输，用于驱动传输的事件可以是系统事件、程序触发事件、通信事件。

（5）请求/响应：支持请求/响应。

（6）定时计划：有灵活完善的数据传输机制和相应的通信适配器，支持定时传输。

（7）传输方式：系统支持多种数据的传输方式，一个应用系统对多个应用系统的传输；多个应用系统对多个应用系统的传输；多个应用系统对一个应用系统的传输。

（8）传输保障：具有可靠性保障机制，实现断点续传、网络故障恢复后的重传；同时在传输过程中，具有不同级别的回执，包括传输层、应用层的回执。可以实现在传输过程中的加密、数字签名等安全措施，从而实现安全传输。

（9）数据保护：有数据自动保护功能，除了软件自身的管理和访问授权的安全性以外，它能够支持双机热备份，防止数据的意外丢失，从而达到公共服务级的运行可靠性。

3.数据交换与管理功能

（1）数据格式转换：支持多种数据格式的互换；用户可以

方便地在任意格式之间进行转换；对抽取的数据根据需求进行必要数据处理，包括数据项组合、删除等，组织成所需要的格式数据。

（2）数据交换管理和监控：系统的运行状态需要良好的监控机制和相配套的监控系统，实现对整套交换平台的应用进行监控、警示、管理与故障恢复。

（3）事件驱动报警：系统可以提供基于事件驱动的提示和告警。

（4）运行日志记录：系统提供运行日志管理，用于对电子报文传输的审计与监督；并提供多层次的对话式、图形化查询界面。日志的内容可以通过报告工具生成报告或导出，以便被其他系统所使用。

（5）业务流程跟踪：对每一个业务流程进行跟踪。

（6）监测接口状态：各个接口的连接状态可以通过工具进行监测和观察。

（7）监测传输过程：监测数据的传输过程，包括通信、格式标准、数据内容、转换处理、时间、数据量等详细内容。

（四）数据交换方式

EMCIS与外网连接的目的是业务数据交换。存放于内网和准外网的数据库服务器，通过定制的隔离系统，进行数据的主动交换。隔离系统可以主动从准外网数据库服务器提取需要的数据，然后通过内侧连接到内网数据库服务器，把数据推送到内网数据库服务器上，从而完成从外到内的数据交换。

从内网到准外网的数据交换过程与从准外网到内网的数据

交换过程类似。隔离系统主动从内网数据库服务器提取需要的数据，然后在隔离系统内进行数据交换，把内侧数据交换到隔离系统外侧，然后隔离系统外侧连接到准外网上的数据库服务器，把数据推送到准外网数据库服务器上，从而完成从内到外的数据交换。

主动数据交换禁止隔离系统两侧网络直接进行数据交换，而是通过隔离系统进行主动数据提取和交换，提供了网络的安全性。为了安全起见，还要采取认证和授权、安全审计、入侵检测和病毒防范等安全措施。

（五）数据接入交换平台的具体应用

1.与公共卫生应急指挥平台连接

通过与公共卫生应急指挥平台的连接，EMCIS向属地卫生局应急指挥中心或市政府应急指挥中心上报日常急危重症的发病情况和急救体系的响应情况；上报突发事件的灾情、急救资源调用的情况、现场救援处置的进展及遇险人员的情况等相关信息。同时，EMCIS也可以接收属地卫生局应急指挥中心或市政府应急指挥中心下发的应急文件指令，以及共享的政策、法规、方案、预案、文件、知识资料等。

2.与本市其他卫生信息平台或系统连接

通过与本市其他卫生信息平台或系统（包括区域卫生信息平台、医院信息系统和医保、社保、新农合等系统）的连接，发送患者的信息，同时，接收这些系统发送的与院前医疗急救服务相关的信息。

3.与属地应急联动单位信息系统连接

通过与属地应急联动单位信息系统（如110、119、122）的连接，EMCIS与属地应急联动单位信息系统相互通报发生突发事件的灾情情况、通报相互支援的需求、联合行动的组织等相关信息，实现突发事件应对中的信息共享与联动处置。当然，日常的联动需求也越来越多。

三、数据管理平台

数据管理平台是建立在各系统之上，基于数据整合、共享、存储的一套数据管理系统。数据管理平台在EMCIS中发挥重要作用：

（一）整合资源，减少运行环境

将数据管理平台分为系统管理、网络管理、用户管理等，这样有利于提高管理水平，提高管理效率，降低人员成本。

（二）实施有效的安全防护与管理

只有数据平台的数据对外开放，各个应用系统数据保持独立且仅限内部使用，才能使得数据安全性更有保障。

（三）数据存储的有效管理

做好数据的存储与备份，并且提供异地的备份，这是数据安全最有效和最可靠的保证。

（四）统一数据口径、提高数据提取效率

数据管理平台是急救中心的数据核心，具有数据完全、权威性高、数据口径一致的特点，全部分析数据可以从该系统中获得。

数据管理平台对院前医疗急救业务所需的和所产生的各类数据进行存储和管理，以便用户查看、使用，涉及的数据库主要有基础数据库、人力资源数据库、设备数据库、车辆数据库、药品数据库、医用器材数据库、急救单元状态数据库、调度信息数据库、救治信息（电子病历）数据库、紧急医疗救援物资数据库、多媒体信息数据库、知识资料数据库等。

四、应用平台

应用是指一种技术、系统或产品的使用，也是原则、方法、技巧、规律的拓展。通过对应用软件的深刻认识，顺利解决现实环境下的复杂问题，就是软件应用。应用平台是一个信息的集成环境，是将分散、异构的应用和信息资源进行聚合，通过统一的访问入口，实现结构化数据资源、非结构化文档和互联网资源及各种应用系统跨数据库、跨系统平台的无缝接入和集成，提供一个支持信息访问、传递以及协作的集成化环境，实现个性化业务的实施。简言之，EMCIS应用平台可以理解为是急救中心各业务部门和职能科室应用软件的操作平台。

应用平台应该涉及急救中心的全部业务，为顺利完成业务工作提供必要的功能。EMCIS应用平台可以由指挥调度平台、现场处置平台、调度科管理平台、急救科管理平台、车管科管理平台、急救分中心（站）管理平台、急救网络科管理平台、应急资源管理平台、各职能部门管理平台构成。电子病历是现场处置平台全部信息的载体，在后面做重点描述。

（一）指挥调度平台功能

指挥调度平台设在调度台，从移动医疗角度看就是调度信息台。指挥调度平台为调度员提供从接听呼救电话到患者被医院接收全过程的操作，应该实现的主要功能是呼救受理、病情分级、指挥调度、灾害处置、电话指导、沟通信息、数字录音、视频监控、视频会议、急救资源动态管理和系统运维监控。

1.呼救受理功能

呼救受理功能为调度员提供格式化的采集和记录呼救信息界面，实施接听呼救电话、确定呼叫性质、记录患者信息、确定事发位置的操作，还提供急救资源动态和急救任务执行情况的信息。

2.病情分级功能

病情分级是移动医疗的第一步，是指挥调度的基础。指挥调度平台嵌入MPDS可以有力促进调度行为的规范化和标准化进程。

3.指挥调度功能

调度员按病情分级、资源动态和调度原则，对值班急救单元进行排序，待选择后以数据和语音方式同时发送任务指令，组织院前医疗急救，并协助急救人员的救治过程。同时，调度员还对急救分中心（站）的院前医疗急救服务进行管理。

4.灾害处置功能

遇有突发事件时，指挥调度平台应提供完整的灾害处置功能，这是智能化平台的重要体现。移动的指挥调度平台更是灾害处置时领导决策的得心应手工具。

5.电话指导功能

调度员在为危重症患者调派急救单元后向患者提供的电话指

导是在进一步体现指挥调度平台的医学本质和对院前医疗急救的组织职责。

6.沟通信息功能

实现和保持调度员与现场、与医院间救治信息的沟通，是实现患者生命链无缝隙衔接的基础，实现与社会安全和救援机构的信息互联互通是圆满完成急救任务的保障。

7.数字录音功能

数字录音功能实时记录调度员及急救人员的工作电话，为调度、急救和管理人员查询、回放电话录音提供方便，可以减少差错的发生，有助于维护医患双方的合法权益，有利于强化急救人员的科学管理和自身防范。

8.视频监控功能

为调度组织和领导决策提供可视化的路况信息、救护车内外的信息及现场救治的信息。

9.视频会议功能

使调度员组织和管理急救网络资源与院前医疗急救行为提供面对面的沟通。

10.资源动态管理功能

救护车的位置信息、急救单元的状态信息是组织院前医疗急救和对急救资源实施动态管理的基础。

11.系统运维受理与监控功能

运维受理与监控是运维服务规范化的重要初始阶段，为运维员的工作提供有力支持。

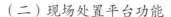

（二）现场处置平台功能

从移动医疗角度看，现场处置平台就是移动医疗的急救信息平台，供急救人员操作使用，各项功能都为支持院前医疗急救移动医疗而设计，应用功能的主线应该是电子病历。现场处置平台应该是车载端和手持端，如果没有条件设置车载端和手持端，只能把现场处置平台设置在急救站工作站，它的应用价值将大打折扣。

1.车载端主要功能

（1）定位功能：只要给电，车载端就可以提供该车所在位置的经纬度数值、行驶速度、海拔高度、行驶方向等数据。

（2）显示功能：车载端可显示本车在电子地图上的位置，可显示文字信息。

（3）数传功能：车载端能随时接收中心端发送的数据，显示调度指令和通知，并以语音读出。车载端能够自动定时向120指挥中心发送车辆定位信息，时间间隔由指挥中心控制。一键操作即可表达和发送急救单元工作状态信息。可以通过WiFi接收救护车上主要监测设备提供的生命体征数据，发送给指挥中心或准备接收患者医院的急诊科。如果急救医师没有配置手持信息设备，车载端应该具备格式化的电子病历书写与发送功能。

（4）导航功能：车载端每次都自动地按照指令中的现场地址为救护车的行驶方向选择最优路线，并进行语音导航。当驾驶员有意回避所指引的路线而另辟蹊径时，车载端自动重新导航。

（5）电子病历：当不具备配置手持端设备时，可以使用车载端的电子病历功能。由于车载端设备性能的局限性，电子病历的智能化应用远比不上手持端，信息量要少于手持端，但电子病历的基本信息应该是完备的。

（6）管理功能：可在车载端上对车辆属性（所属急救站名称）和所配置抢救设备（如是否配置和是否可以使用等）进行修改，能做人员上下班的操作，并显示该急救单元的抢救能力等级。

（7）电话功能：车载端可以以免提方式接听和拨打电话，拨打权限受指挥中心控制。一般情况下，车载端允许给指挥中心、呼救者、联系人和所属急救站（或所属医院急诊科）拨打电话。呼救者和联系人的电话号码随每次调度指令下达给车载端而实时更新。也可以调出本急救单元的历史任务，与曾经服务过的患者或呼救者进行电话联系。车载端的电话号码不宜对外公开，尽量减少非调度电话的进入。作为工作电话，车载端每次拨出的通话均应该经过120指挥调度信息系统实现，通话过程实时录音，与事件关联。

上海市闵行急救中心的车载信息终端固定在救护车的医疗舱，在运送患者过程中，急救医师不仅可以通过此设备读取患者基本资料，而且可以将采集的患者生命体征数据录入系统，发送到准备接收患者的医院，医院凭此信息制定救治方案并提前做好准备，为救治生命赢取宝贵的时间。

2.手持端主要功能

（1）数据采集功能

手持端可以从带有蓝牙功能的抢救设备中接收患者的生命体征数据，如心电图图形，患者的呼吸、血糖、氧饱和度、碳氧血红蛋白等数值，这对于患者的诊断、救治和病历的书写有极大的帮助。如果这些设备不具备蓝牙功能，也可以通过USB接收数

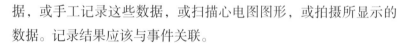

据，或手工记录这些数据，或扫描心电图图形，或拍摄所显示的数据。记录结果应该与事件关联。

（2）互联互通功能

手持端与车载端一样，可以接收中心端发送的任务指令，今后还可以获得中心端从市民健康信息平台查询的有关患者的病史信息，有助于急救医师在现场的诊断与救治。手持端也可以向中心端反馈工作状态，并通过中心端与车载端同步。手持端可以通过指挥中心转发或直接发送危重症患者的病情数据到医院的急诊信息平台，急诊科医师不仅可以对急救医师的现场诊断、救治与监护运送提供指导，还可以对患者到院时应采取的诊治措施预先提出更具体的要求，如不必经过急诊科，将患者直接送往ICU或CCU（如果急诊科没有ICU或CCU时）、CT室、导管室、透析室或高压氧舱室等进行检查或治疗。在医院急诊科移交患者时，也可以用手持端将病情交接单（包括患者病情及现场救治信息）转发给急诊信息平台。

（3）电子病历功能

电子病历是手持端最重要的应用，应该具备完善的、智能化的功能。急救医师在救治和运送患者的过程中，可以随时在手持端上记录电子病历。手持端的智能性监控着信息采集是否完整，救治措施是否符合临床路径，既方便了病历的书写，又提高了院前医疗急救的规范化程度和电子病历的准确性。完成后的病历可以及时发送给指挥中心。

（4）录音、拍照、摄像功能

当急救医师与患方或院方面对面沟通时，可以使用录音、拍照、摄像功能，记录交谈时的内容和场景，与事件关联，作为电子病历的实证留存，这是一直缺失的又非常宝贵的保护患者及急救人员合法权益的声、影、像资料。

（5）电话功能

手持端也可以接听和拨打电话，它的电话功能最好与车载端一样受到制约。

（三）急救站工作站主要功能

急救站工作站的主要功能是急救人员的值班管理（上下班、请销假、暂时离岗、急救单元组合）、接收调度指令、急救单元工作状态调整、电子病历创建与录入、电子处方录入、院前医疗急救工作数据上传。

（四）调度科管理平台功能

调度科管理平台为管理者和运维员提供调度业务、调度质量、绩效考核、设备配置、设备维护、人员培训、标准维护、系统运行、网络安全和行政管理的操作界面。

（五）急救科管理平台功能

急救中心的药品、器械、设备管理多归属急救科。急救科管理平台的应用软件供医护人员进行任务查询、电子病历输入、信息查询等操作。急救科管理平台还用于人员管理、病历管理、质量管理、设备管理、耗材管理、药品管理、科研管理、培训管理、绩效考核、预案管理等，如药品、耗材的基本信息登记、采购、入库、出库和处方；医疗器械、设备的基本信息登记、采购、入库、调拨、使用、维修、消耗；以及提供查询和统计功能。

（六）车管科管理平台功能

车管科管理平台为管理者和驾驶员提供急救业务、行驶记录、工作质量、绩效考核、车辆配置、车辆维护、行驶安全、人员培训和行政管理的操作界面。车管科管理平台主要运行两类应用软件，一是驾驶员管理软件，二是救护车管理软件。

1.驾驶员管理软件

主要功能是管理驾驶员档案（驾驶员的基本信息和安全驾驶记录、违规肇事记录等）；记录驾驶员执行任务情况，如执行各种任务次数、每次的行驶里程、每次任务的出发地和目的地、每次任务的工作团队成员、每次任务过程的各项时间等；记录油耗、维修等情况；按条件查询上述信息。

2.救护车管理软件

主要功能是管理救护车的采购、调配、使用、报废等内容；记录车辆基本档案（如车型、牌号、维修保养记录等）和技术档案，用车申请，修配审批，按条件查询车辆信息。

（七）急救机构管理平台功能

为急救分中心（站）提供急救业务、资源配置、电子病历、设备维护、人员培训和行政管理的操作界面。

（八）急救网络管理平台功能

为急救中心的管理者提供对急救机构的管理，包括对急救网络的规划、机构的设置、资源的配置，以及对工作质量、电子病历、绩效考核、设备维护、人员培训管理的操作界面。

（九）应急资源管理平台功能

应急资源管理平台为管理者提供紧急医疗救援用的应急资源采购、储备、调用等管理操作界面。

（十）职能部门管理平台功能

职能部门包括党务、政务、人事、财务、总务等各部门，他们的业务流程没有严格限制，可自由流转，智能管理部门平台要满足急救中心内部办公和交流的需要，全部采用无纸办公。该平台可以有：

1. 文件管理功能

实现对上级下发文件的管理、本中心下发文件的管理、科室和部门间的文件交流管理。文件的种类包括纸质的、电子的。

2. 会议管理功能

会议管理功能可以细致到对会议审批、会场预定、参会通知、日程安排、会议服务、会议资料、设施准备等的电子化管理，提高会议管理的效率。

3. 信访管理功能

信访管理已经备受重视，通过信访接待和主动回访，及时收集市民的意见，对改善院前医疗急救服务很有帮助。

4. 预案管理功能

预案管理一般由行政部门代表急救中心领导负责实施，带领各业务和职能部门共同制定应急预案、设定报警阈值、监测事件发送、超标智能分析、应急物资储备、组织应急演练、应急预案实施、应急处置评估、应急预案修订。

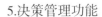

5.决策管理功能

决策管理也是由行政部门代表急救中心领导负责实施，带领各业务和职能部门共同制定发展规划，长期或短期的工作计划；要求各科室部门提交工作总结，提供分析报告，帮助急救中心更有效地组织资源、优化流程、提升效率和服务质量，方便各职能科室对数据提取和分析的不同的需求。

6.绩效管理功能

绩效管理是行政部门代表急救中心领导带领各业务和职能部门进行绩效考核，并根据考核结果组织工资、奖金、福利的发放。

7.人事管理功能

人力资源是急救中心的基础资源。人力资源的管理与使用密不可分。人事管理涉及许多个人隐私，大都采用人事管理行业的专用软件，但这不是成为信息孤岛的理由，应该与EMCIS互联互通。人事管理涉及人事档案、工作履历、培训信息、信用记录、工资福利、考勤管理、考核测评等内容，应该通过网络向其他有关部门提供工作人员的姓名、性别、年龄、学历、技术职称等信息，其中除了姓名、性别基本不变外，其他都会发生变化，所以还需要动态信息。提供数据接口与EMCIS集成。

8.财务管理功能

财务管理是急救中心运行的重要管理项目。财务管理更是采用专业系统，但急救中心的发展、急救资源的配置、急救服务的收费，甚至急救人员的奖金都使得财务管理与EMCIS紧密关联。财务管理除了日常收支管理外，还要通过各种财务分析、报表和指示器，提供给管理者，让管理者对急救中心运营、预算、绩效的财务方面有详细了解。提供数据接口与EMCIS集成。

9.物资管理功能

物资管理子系统提供资产集中电子化管理，明确责任人（部门），做到透明化管理。重要资产的管理规范化，能实时查看物资的使用状态；物资的使用和审批流程高效、规范；按部门实现对固定资产的基本信息登记、查询、采购、报废、调拨、维修管理，提供查询和统计功能。具备办公用品申购审批、入库、发放、库存统计等功能。

五、电子病历平台

电子病历是对医院外患者实施急救医疗服务全过程记录的电子文档。电子病历平台是操作电子病历的应用界面，是EMCIS应用层面的核心，且贯穿院前医疗急救全过程，因而，电子病历平台的应用软件不应该只为实现纸质病历的电子化，而是与EMCIS紧密关联的完整的电子病历系统。

根据《电子病历系统功能规范（试行）》的要求，急救中心电子病历系统必须具备基础功能、主要功能和扩展功能，必须具备具有院前医疗急救特色的信息采集功能、医嘱管理与病情记录功能和质控与管理功能。

为方便急救医师使用电子病历，电子病历平台的应用设备尽量选用手持终端为宜。当本地域移动通信环境的覆盖范围、信号强度、容量和可靠性，即无线服务的运行背景暂不能满足应用时，应将电子病历设置在急救站工作站内。

（一）电子病历系统的基础功能

电子病历系统要用基础功能保障电子病历数据的安全性、可

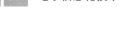

靠性和可用性。

1.用户授权功能

（1）用户注册功能

用于创建用户角色和工作组，为使用者分配独立用户名。

（2）用户权限设定功能

用户权限设定功能负责创建、修改电子病历访问规则，为使用者进行授权（包括临时授权）、分配和取消权限，用户取消后保留该用户在系统中的历史信息，记录权限修改操作日志。对用户权限加以时间限制，超出设定时间不再具有相应的权限。

2.用户认证功能

（1）用户登录功能

用户登录功能要求使用者必须经过规范的用户认证，至少支持用户名/密码、数字证书、指纹识别中的一种认证方式。

（2）用户密码管理功能

系统采用用户名/密码认证方式时，要求用户必须修改初始密码，并提供密码强度认证规则验证功能，避免用户使用过于简单的密码。设置密码有效期，用户使用超过有效期的密码不能登录系统。

（3）用户账户锁定功能

设置账户锁定阈值时间，用户多次登录错误时，自动锁定该账户，解除账户锁定的权限在管理员。

3.使用审计功能

（1）日志生成功能

用户访问患者电子病历时，自动生成和保存使用日志，并可按用户追踪查看其所有操作。

（2）日志管理功能

日志管理功能对用户登录所用的数字证书进行审计，对电子病历数据的创建、修改、删除等任何操作日志都自动生成、保存并审计（至少包括操作时间、操作者、操作内容等），可以按审计项目追踪查看其所有操作者、按操作者追踪查看其所有操作。

4.数据存储与管理功能

（1）数据存储与管理功能

支持对病历资料按标准格式（包括文本格式）的转换、存储管理，并采用公开的数据存储格式，使用非特定的系统或软件能够解读电子病历资料。

（2）数据安全存储功能

系统有完备的保障电子病历数据安全的措施，电子病历数据中的多媒体信息数据量极大，虽然可以与录音服务器、视频通信服务器链接，但影响随机访问速度和数据的安全性，应该设置独立的、大容量的双机热备存储空间。

（3）数据继承功能

当电子病历系统更新、升级时，可将历史存储数据转换为标准格式，处理暂无标准格式的数据时，可将私有格式转换为其他开放格式，确保原有数据继承与使用。

（4）数据再现功能

用光盘复制长期（15年以上）保存电子病历，能以原有样式再现医疗记录。

（5）数据保护功能

当超出业务规则规定的时限或场景时，禁止再修改医疗记录，这意味着急救医师确认病历完成、保存并提交后就不允许再做任何修改。

5.患者隐私保护功能

（1）密级关联功能

对电子病历设置保密等级，对操作人员的权限实行分级管理，用户根据权限访问相应保密等级的电子病历资料。授权用户访问电子病历时，自动隐藏保密等级高于用户权限的电子病历资料。

（2）密级警示功能

当医务人员因科研需要查看非直接相关患者的电子病历资料时，警示使用者要依照规定使用患者电子病历资料。

（3）信息隐示功能

当非直接服务人要查阅电子病历时，该功能可以对电子病历中的患者、住址和联系电话信息进行匿名化处理，以保护患者隐私。

6.字典数据管理功能

（1）字典条目维护功能

仅为管理者提供各类字典条目增加、删除、修改等维护功能。

（2）字典数据版本管理功能

字典数据更新、升级时，应确保原有字典数据继承与使用。

（3）字典数据管理权限设定功能

只有系统运维员才拥有字典数据管理权限。

（二）适应院前医疗急救特点的主要功能

急救中心电子病历系统的主要功能体现在适应院前医疗急救特点的应用，包含在电子病历的创建、录入、修改、存储、展现、管理、维护等过程中。

1.电子病历创建功能

（1）自动创建

急救单元进入抢救转运状态时，表明急救医师已经见到患者，现场处置平台自动创建一份电子病历，在电子病历的调度部分完整填入患者呼救信息与调度响应信息（包括患者姓名、性别、年龄、民族、国籍、现场地址、等车地点、联系方式、呼救主诉、病症病种、病情分级、所调用的急救资源及呼救时间和调度时间等），为电子病历创建了唯一标识号码——病历号，这是为每位患者的电子病历创建的唯一主索引，该号码必须与调度案例号码自动关联。通过该标识号码可关联与该患者本次院前医疗急救过程相关的全部文字、数据、语音及图像等信息。

（2）标识关联

可以为患者分配其他类型标识，如接收医院名称、接收科室名称、住院病案号、医疗保险号、社保号、新农合号、身份证号等，并能将各类标识与电子病历唯一标识号码进行关联。可以按照患者各类型标识和基本信息等项进行分类检索、查询。

（3）生成时间

现场处置平台自动创建电子病历的时间就是电子病历生成的时间。电子病历生成后急救单元状态变化的时间都被实时自动记入电子病历相应的栏目之中。即使在现场或在救护车上来不及书写病历，只能在完成任务之后才开始记录病历时，只要准确反馈了急救单元的工作状态，各时间数值就是准确的。

（4）滞后创建

现场处置平台允许在完成任务之后再增建电子病历，即急救单元并不处于任务状态时也可以创建和书写电子病历（俗称补病历），但要解释增建电子病历的原因。

（5）身份验证

当急救医师在现场处置平台准备初次填写电子病历时，就需经过系统对操作者的身份进行验证。如果操作者与创建电子病历时调度部分所记录的急救医师身份不符时，系统不允许打开该电子病历，只有向调度员申请修改急救医师信息并再次身份验证后才能继续操作。

（6）单任务操作

系统只允许对本次任务电子病历的操作，不提供同时打开多份电子病历的功能。

（7）操作日志

在创建电子病历及补记、修改时，对操作者都要进行身份识别，保存历次操作印痕，标记准确的操作时间和操作者信息。

2.电子病历录入功能

电子病历的录入功能包括录入、编辑与存储。

（1）录入所见即所得

系统支持对病历各组成部分录入时所见即所得。录入内容包括主诉与病史、体格检查、辅助检查、生命体征、医嘱下达、医嘱执行、病程记录、联系接收医院、监护运送、病情告知、患者（或监护人）遵医嘱、医院接收、患者交接等信息。

（2）自由文本录入

系统提供自由文本录入，可以在病历指定内容中复制、粘贴患者本人病历相同信息，但不提供复制、粘贴其他患者的信息。

（3）允许分次录入

由于急救工作的特殊性，电子病历系统必须允许急救医师能随时地暂时保存未完成的病历记录，并允许病历创建者能够多次查看、修改，直至最终完成该病历记录，应该确认并记录从创建到最终完成的次数和时间。

（4）自动检查

系统提供结构化病历记录项目内容的合理性检查与提示功能，包括项目独立检查和项目之间、项目与患者个人特征间的相关性检查，这是电子病历安全性的重要功能。

（5）多媒体信息嵌入

在病历记录中可以嵌入语音、图片、图像等多媒体数据或建立与语音、图片、图像等多媒体数据的关联，如医患交流过程、抢救过程的音频信息、现场照片、短小的现场视频图像等。

（6）病历记录双签名

当由实习医师、试用期医务人员书写病历时，应当经由本急救中心注册的带教医师审阅、修改，并保留书写者与审阅者的双签名。

（7）电子病历操作唯一性

系统禁止对正处于编辑状态的病历在另一终端的界面打开、编辑，但允许对处于存储状态的未完成病历在另一终端的界面打开、编辑。

3.患者既往诊疗信息调用功能

在实现与拥有居民健康档案的区域卫生信息平台互联互通和良好的移动通信环境的基础上，急救医师的手持端应当支持对患者既往诊疗信息的调用功能，包括收集、存储和展现，使急救医护人员有可能在对患者做出诊断之前就了解到患者既往诊疗情况，有助于急救医师对患者病情的准确判断和正确处置。在急救现场需要了解患者近年来的诊疗信息，包括在院前医疗急救或院内诊治的主要诊断、就诊日期、常用药物、药物过敏史等。

4.电子病历修改功能

系统允许该电子病历的创建者对病历记录进行修改，允许仅对调度部分的患者基本信息中的患者姓名、性别、年龄进行修改、补充和完善，并自动记录、保存病历记录所有修改的痕迹，形成修改日志，修改日志应当至少包括修改内容、修改人、修改时间等。

5.电子病历存储功能

在电子病历的录入编辑过程中自动保存编辑内容，在系统出现异常中断时能够保存正在编辑的文档，待系统正常时回复已保存的文档。

6.电子病历质控功能

系统仅允许经授权的质控人员（上级医师、科主任）对电子病历进行审阅、标注和评级。标注的性质是评语，不是对病历内容的修改。评级是对电子病历质量等级的结论。质控人员要在相应的签名部位签名。

7.电子病历展现功能

电子病历展现功能是以直观、有效、便捷的方式展现患者的病历资料，为医护人员全面、有效掌握患者的病历资料提供支持。该功能允许急救医护人员对自己已完成的电子病历进行历史查询；仅允许急救科的管理者按照就诊时间顺序、病历资料类型分类整理患者医疗记录，进行汇总统计；仅允许持有科研项目的医护人员对电子病历进行分类检索、汇总统计、查阅历次就诊病历资料。检索项目包括病历的所有内容；可以将患者的生命体征观察值以趋势图形式展现。

8.电子病历模板管理功能

（1）自定义模板功能

电子病历的管理者经过医政管理部门授权后可以自定义病历模板，并对创建的模板进行授权使用，如为特定病种（如传染病）提供结构化界面模板，可以按照病历组成部分或疾病病种选择所需模板，模板内容应当符合该疾病现有诊疗指南、规范要求。

（2）创建结构化模板功能

系统提供创建结构化模板功能，结构化模板至少包含单选项、多选项、必填项、填空、不可修改文本等元素。

（3）定义自动宏替换元素功能

系统提供模板中定义的自动宏替换元素可用于在病历记录中经常出现的患者姓名、性别、主诉等内容。

（4）结构化元素属性设定功能

在提供结构化模板中，可以设定结构化元素的录入方式、取值范围、校验规则等属性。

9.电子病历系统维护功能

（1）设置用户功能

为系统使用人员（医护、管理者以及患者）设置唯一的身份标识，包括标识的编码、识别手段、识别装置的类型及身份编码，以及该标识的授权人及有效期限。

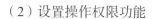

（2）设置操作权限功能

为用户设置读权限、写权限、修改权限和复制权限。各权限均能细分为对象限制（如全部患者、部分患者、某个患者）、内容限制（如全部内容、部分内容）、时间限制（当前记录、历史记录、修改前的记录）等。所有权限时限的变更均要保留痕迹。

（3）维护有关规则功能

电子病历的管理者有责任维护有关规则，如病历逻辑审核规则、病历质量评分规则、临床路径管理规则、处方审核规则、费用管理规则、合理用药规则、医学术语规则等。

（4）常用术语词库编辑功能

系统仅供管理者经过医政管理部门授权后对常用术语词库进行编辑。术语词库包括症状名称、体征名称、疾病名称、药物名称、操作名称、护理名称等。编辑后经过校验才能正式保存在数据库并推广使用。系统记录编辑日志。

（三）适应院前医疗急救特点的扩展功能

电子病历系统通过扩展功能实现电子病历与其他信息系统的数据交换。

1.与内网的对接功能

（1）医院信息系统接口功能

不论车载端、手持端的持有者隶属于医院还是急救机构，电子病历系统都支持以无线方式与医院或急诊科信息系统对接，实现有关数据的交换和共享，以优化工作流程，提高工作效率，实现科学管理。

（2）药事管理系统接口功能

药事管理系统接口能够将处方实时发送至药房或相关管理终端。

（3）医疗设备管理接口功能

车载端、手持端能够从医疗设备采集患者的医疗数据，接收检查结果。采集的方式有无线传输和数据线方式。急救设备的管理者能够记录医疗设备使用次数、充电次数和耗材应用情况。

（4）收费管理系统接口功能

系统支持对确认执行各项医嘱的实时计费和汇总，支持记录患者交费情况，移动终端或固定终端实时将应收费用和实收费用情况发送给财务管理部门。在移动终端也可以查询各项医嘱的收费标准。

（5）特定疾病病例（如传染病）信息上报功能

通过与疫情网络直报系统的对接，在运送指定疾病病例后，系统能够自动生成或录入病例有关信息，自动触发上报到指定机构。

（6）管理系统接口功能

通过电子病历系统与各管理平台的对接，实现管理部门对院前医疗急救服务质量的实时管理和院前医疗急救服务的绩效管理。

2.与专网的对接功能

通过基于电子病历的急救中心信息平台和基于健康档案的区域卫生信息平台（医疗保险系统、医疗救治信息系统、居民电子健康档案信息系统、新农合信息系统等区域性的政府专网）的衔接，实现电子病历共享，实现区域范围跨机构互联互通和医疗卫

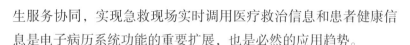

生服务协同，实现急救现场实时调用医疗救治信息和患者健康信息是电子病历系统功能的重要扩展，也是必然的应用趋势。

3.患者调阅电子病历功能

电子病历系统支持患者及其监护人调阅电子病历部分内容的权益。为保证EMCIS的安全，允许患者通过Internet访问急救中心网站上的电子病历外网数据库，该数据库数据来源于急救中心电子病历系统数据库。患者可调阅本人电子病历中有关内容的最终状态，包括呼救电话录音、呼救记录、调度情况、调度员和急救人员的姓名、医生在现场的记录（如查体、检查、检验、诊断、医嘱、操作、用药）、病情的变化和病情告知书等。访问电子病历外网数据库必须经过严格的身份认证，如患者姓名、性别、呼救地址、呼救电话号码、接收医院等几项内容同时正确后才允许进入，而且只能看到本患者的有关信息，不允许查看其他任何人的任何信息。

系统也应该满足患者或有关部门打印电子病历的要求，打印的内容限定电子病历记录的最终内容（不含修改痕迹），打印格式要符合卫生行政部门对纸质病历的相关要求。

（四）适应院前医疗急救特点的医嘱管理与病情记录功能

医嘱管理与病情记录功能是电子病历录入功能、临床路径管理与自动检查功能的综合应用。

1.院前医疗急救医嘱的特点

院前医疗急救医嘱的下达多为口头，医嘱的执行多为医师本人或护士，所以医嘱下达与执行的记录及病程记录往往在同一页面，又多为事后补记。虽然主要是非实时管理，却必须保证医嘱下达、医嘱执行、病程记录和关键时间点等记录的准确性，因此，院前医疗急救医嘱的实时性管理是对电子病历系统适用性最重要的考验。

院前医疗急救还有一个特色是调度员通过电话按照规范对呼救者的指导，姑且算作是"调度医嘱"。虽然"调度医嘱"的发布者（调度员）可能不是医师，执行者（多为呼救者）又极可能是非医护人员，但在急救医师到达之前请呼救者对患者采取应急措施常常是非常有效的，因此"调度医嘱"也应该被作为医嘱而在电子病历中记录。"调度医嘱"的记录方式是在电子病历中自动标识已采取了电话指导，并有电话指导录音与电子病历的关联。

2.医嘱下达的录入功能

系统支持院前医疗急救所有类型医嘱及其内容的实时和事后补入，包括使用自由文本录入医嘱。各医嘱类型至少应当包括下达时间、医嘱内容、执行时间、执行者签名等。

调度员记录调度医嘱，调度医嘱至少包括医嘱内容、执行者和操作持续时间。如果调度员下达了调度医嘱，应提示急救医师到现场后观察并记录调度医嘱的执行结果，在电子病历中要记录。调度医嘱的内容应该是MPDS针对具体病症进行模块化表述的标准化医嘱，在病历中可以以标准代码标识。如果尚未实施MPDS，也可以自行编制标准化的调度医嘱，经有关专家认可后实行。调度医嘱的执行不需执行者签名。

3.医嘱执行确认与病情记录功能

在院前医疗急救过程中，医嘱执行与效果的简要记录等同于病程志。在录入医嘱后即可确认执行情况，并允许修改和确认执行结果。当医师取消医嘱时，系统自动按照急救诊疗规范进行审核，并记录医嘱取消时间和医师信息。在医嘱执行过程中，对患者标识、医嘱、执行时间、药品进行核对，提示记录和监控医嘱的执行结果，包括患者症状与生命体征（体温、脉搏、呼吸、血压、神志、肤色、心电图等）变化的记录。系统应该支持条形码等读取手段的应用。

4.临床路径功能

临床路径是为有效保证高质量服务而实施的一种医疗管理手段，即是指医生、护士针对某个诊断所做的最恰当的、有顺序性和时间性的诊疗及护理计划，以减少治疗的延迟与资源的浪费，使患者获得最佳治疗质量。

现场诊治和监护运送的时间虽然短，但在确定诊断后选择诊疗方案、下达医嘱与执行医嘱过程中，即可借助电子病历系统的主动提示与预警功能，提供指导，规范诊疗行为，保障医疗质量和医疗安全，加强风险控制。

（1）诊疗方案评估功能

急救医师对患者做出诊断后，会即刻采取救治措施。如果能实时记录诊疗方案，电子病历系统就应能根据临床路径的要求提示诊疗方案的合理性，避免发生救治不到位的情况，提高现场处置的准确性。

（2）合理用药控制功能

电子病历系统应能根据患者药物过敏史对医嘱进行审查并提示警告；考虑患者体重、年龄等个体因素，审查医嘱药物剂量、给药途径的合理性；审查医嘱中药物与患者疾病之间的禁忌；提示药物副作用、禁忌证，对需要监控副作用的药物，提示所需的检查项目；审查重复用药；审查用药剂量、药物浓度及给药途径，并对不合理情况进行提醒和警示。

（3）医保政策符合功能

当开具医嘱时，按医保用药或诊疗项目目录进行审查，并在超出医保目录范围时给予提示。系统提供管理者对医保政策知识库内容进行维护的功能。

（五）适应院前医疗急救特点的质控功能

电子病历系统通过对病历数据的汇总、统计与分析，为医疗质量管理与控制提供信息支持。

1.呼救响应的监控与质控管理功能

急救中心对呼救者的响应应该从电子病历系统得到完全的反映。呼救响应质量主要从两方面得到体现：一是响应速度；二是响应结果。

（1）响应速度的监控与质控

响应速度反映呼救能否得到快速响应。虽然响应呼救过程的时间充满着不可预见性，但电子病历还是应该完整记录响应过程的每一个时间点，对响应过程的关键时间点进行实时监控和提醒，要求急救医师对每一次超出规范的响应过程做出合理的解释，努力避免超时现象的发生。响应速度的监控不仅仅是保证对呼救的及时响应，体现对患者的人文关怀，也是提高急救体系运行效率的有效措施。

（2）响应结果的监控与质控

响应结果反映急救中心对呼救的响应能否满足患方的需求。

响应结果表现在两个阶段：一是调度阶段的响应结果；二是急救单元的响应结果。

2.病历质量管理与监控功能

（1）系统自动监控功能

系统按照完成病历的时限要求和栏目内容的要求，对院前医疗急救病历记录完成情况进行自动检查，并对未按时、按质完成的病历记录向责任医师发出提示。宁波市医疗急救中心于2009年3月份开始全面启用电子病历，他们将车载信息系统的状态功能与电子病历系统采集节点时间功能集成应用，实现电子病历中时间的自动生成，使电子病历节点时间准确率达到99%。病历质控由事后反馈变成实时监督，及时发现病历中存在的问题，有效提高了病历的质量。

（2）系统授权管理功能

系统授权质量管理人员任意调用病历，根据病历书写规范评价病历质量，记录病历缺陷，标记审查意见、审查时间和审查者，并将病历质量评价与缺陷反馈给责任医师。质量管理人员可以对终末病历质量检查评分，可以对病历缺陷内容的纠正情况进行追踪检查。质量管理人员应该关注电子病历中细微之处可能存在的问题，如存在时间录入不及时、医生之间工号混用、电子签名张冠李戴等问题。还有，为了快速完成病历而从其他患者病历中复制类似病情的症状描述，但粘贴时却又不够谨慎，不注意修改、对照，导致所记录的病历不能正确反映患者真实症状，甚至有与患者病症相悖的情况发生。这些情况将使急救中心病历的真实性和法律效力遭到患者质疑，致使急救中心在处理医患纠纷中败诉，影响急救中心的信誉。所以，应该注意查找并规避电子操作的弊端，最大限度发挥出电子病历的优势，获得患者的信任，保障急救医师自身的利益。

第三节　EMCIS标准规范体系

标准规范体系是EMCIS建设和运行中必须遵守的有关技术、数据与管理的标准与规范，它们是系统稳定运行、互联互通、信息共享的保证。标准规范体系由数据标准规范、技术标准规范、管理标准规范、业务标准规范四个部分组成。

一、数据标准规范

数据标准是信息共享与交换的基础。在数据共享体系内，它既是数据管理者组织和管理数据与信息的规范，也是数据使用者认识和使用数据的依据和参照，统一的数据标准主要包括数据元标准、代码标准、数据交换格式标准等。

二、技术标准规范

通过技术标准来规范急救中心各业务部门系统和信息平台之间的数据级和应用级整合，提高业务系统之间的应用集成、互联互通的能力。

三、管理标准规范

管理类的标准规范主要包括标准管理、安全管理、数据管理、项目管理、运维管理，用于指导信息平台日常运行管理、数据维护管理。

四、业务标准规范

EMCIS的业务流程须符合国家、省（区、市）发布的各种业务规范，如调度工作规范、院前医疗急救规范、救护车驾驶与保养规范等。

以上标准规范的主要内容在前面已经分别做过介绍，建立标准规范体系时有国家（行业）标准的，必须遵循国家（行业）标准；即将形成国家（行业）标准的，争取在标准基本成熟时，将该标准率先引入试用；无参照标准，按标准制定规范，自行进行研制。在编写院前医疗急救信息交换标准时，需特别考虑到未来的发展和变化。

4

第四章

信息化技术在院前急救的应用

第一节　国内移动医疗应用——急救车

随着我国医疗科学技术的迅猛发展以及医疗技术水平的提高和人民群众对医疗需求的变化，医疗急救是一项关系到广大人民群众生命保障的重大民生工程和公益性事业。

目前，除一些医疗单位争相改造手术室外，更大规模的新建医院和手术室已成为关注的热点，对于手术室洁净条件、数字化功能要求也越来越高，已成为医院医疗水平和技术水准的标志之一。此外，由于地震、救灾、突发事件及国际救援等多方面的需求，数字化医院洁净手术室的缩影——数字化现场急救手术车也因此应运而生，它可以在急救现场对危重病人、伤势严重病危者实地实时进行手术抢救。这种"现场急救手术室"将成为医疗救助不可缺少的一部分，应该引起有关部门的高度重视并予以大力推广与发展。

一、我国医疗急救车的现状与存在问题

目前，我国地市级以上城市急救中心所配备使用的"120"急救车，一般只配备担架、氧气袋、急救药物等简易急救设备，同时加上1～2个医生及救护人员，只能开展简单的急救，依靠医务人员徒手抢救为主。

当高速公路车祸发生时，急救车的主要任务是转移，即将病

人从发生地持稳运到医院，不具备现场抢救功能。

遇灾情或突发事件时，对危重病人无法进行手术抢救，只能对病人做简单处理后运送到医院，在运送中容易产生意外，往往延误了抢救宝贵生命的时间。

2008年5月12日汶川大地震时，有少量的军用抢救车在现场抢救，能做现场手术，但不普遍，远远不能满足重大灾情发生后的需求。

由于我国地域辽阔，多种灾情和突发事件每年都会频繁发生，在遭遇这些事故时，现场抢救手术的需求十分迫切。

数字化现场急救车，本身就是一个监护型的专业救护车，车内一般配备监护系统、吸引器、呼吸机、多功能手术台和洁净无菌手术室、无菌化空气消毒设备。利用这些设备医生可在现场进行抢救、开刀、监护和治疗。其中洁净无菌手术室为难点和重点。

国外流动急救车具备洁净手术室和重症监护、远程诊疗等配套系统。在我国汶川大地震期间，支援我国救援的欧美国家空投急救车在现场进行救助、抢救、手术等活动，为医务人员抢救危重病人提供了世界最先进的设备，得到好评。

二、现代数字化现场急救车的技术性能

该车的技术性能可分为三部分要求，即总体结构、洁净手术室和数字化系统。

（一）总体结构

可用军用方舱型汽车改装，车身长度控制在6～8m，以便

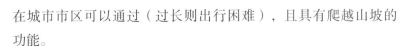

在城市市区可以通过（过长则出行困难），且具有爬越山坡的功能。

应满足以下要求：

（1）具有供配电室，能使用电网/自发电/UPS电源，确保电源安全供电，万无一失。自发电要求隔声、隔震。

（2）车体和洁净室为双层结构，另外要考虑数字化系统综合布线的空间设计。

（3）急救车数字化系统应配置控制柜。

（二）洁净手术室

（1）采用新型球形结构，以装配式方法装配而成。安装牢固、密封、安全可靠、洁净度高、易清洗。

（2）手术室层流净化系统的设计应达到100级净化级别。

①净化等级为Ⅰ级（最高级别），即手术区100级，周边区1000级。

②手术区沉降细菌最大平均浓度0.2个/30min·Φ90皿（5个/m³）。

③手术区工作面高度截面平均风速0.25~0.3m/s。

（3）洁净手术室无影灯系统：应研制专用的手术室无影灯，以达到最佳照度。

（4）洁净手术室消毒排气系统：应研制专用的排风机分流，以确保洁净手术室的核心净化系统。

（三）数字化系统

应建立一个数字化的集成系统，主要包括：

（1）计算机网络系统。既保证车内局域网络，将各智能系统集成在一个控制界面上，又能完成无线联网，以便进行远程诊断和远程治疗工作。

（2）对供配电、车内空调、冷暖、湿度进行自动控制。

（3）专用的医疗信息系统和诊疗系统的自动控制。

（4）车内视频会议的监控系统和通话背景音乐系统。

（5）大屏幕显示和信息发布系统。

三、现代数字化急救车的发展

（一）医疗外科机器人手术

目前，医疗外科机器人手术系统的主要研究技术热点为临床应用、微机器人、仿真、图形导航、虚拟临场、多媒体通信、遥控操作研究等。根据其应用的特点，现在已经发展起医疗外科手术导航系统、机器人辅助操作系统、微创伤外科系统、虚拟临场手术系统、医疗外科机器人临床应用研究等方面。

1.医疗外科手术导航系统

目前，医疗外科手术导航系统已有了许多实用化的系统。如日本的Tokyo Metropolitan Police Hospital在整形外科中用导航系统取得了良好的效果。

其手术步骤如下：

（1）在手术开始之前，医生可以漫游病人手术部位的三维重构图像，从而对该部位及邻近区域的解剖结构有明确的认识，然后进行手术规划。

（2）规划完成后，医生可在三维图像上进行手术的仿真操作，以确定手术方案的正确性。

（3）在手术过程中，医生可观察到手术器械在人体组织中的位置和器械周边的组织信息，确保手术安全进行。

2.微创外科手术系统

这类手术又称显微外科或内窥镜手术。它的特点是不需要在病人身体表面上有大的手术切口，有利于病人的康复，减小病人的痛苦，降低医疗费用。手术时，通过皮肤上的小孔将手术器械送入病人体内的病变部位，进而完成手术操作。

3.虚拟临场手术系统

目前，虚拟临场手术主要集中研究遥控操作、仿真规划和视觉重建三个方面。

从该结构图中可以看出，系统要具有三维成像、网络通信、遥控机器人、计算机仿真和控制手术过程等多方面功能的综合才能得以实现，其难度相当大，但这种系统的应用价值很高。

（二）远程出席指导手术

远程出席指导手术是远程手术的一个方面，它充分体现了远程医疗给医生、病人带来的好处。远程出席指导手术是指外科专家在异地接受手术现场的各种信息（数据、图像、声音、感觉等），修改手术的模式并将信息反馈给手术现场从而指导机器人或医生进行手术。实现远程出席指导手术能够带来许多好处，有利于提高边远地区以及城市医疗服务质量，降低医疗成本，同时有利于医务人员的培训和再教育。

实现远程出席指导手术关键问题就在于能够让远离手术台的专家真实地感受到手术现场的状况，因此，这一技术的关键在于实现多媒体交互信息的传输。

远程出席指导手术虽有其优越性，但目前发展此技术尚有许多有待解决的问题。通信的延时性往往使手术者与专家观察到的现场情况并不是同步的;远程出席指导手术的本身要求传输各种信息(图像、数据、语音等),目前还没有统一的标准,有很多不能互相协调,还需建立统一的标准。随着医疗水平的不断提高,人们将不断地研究和解决远程手术中出现的问题,使远程手术更广泛地应用于人类。

现代绿色数字化急救车的未来发展将走向新四化,即智能化、网络化、信息化、数字化。现代绿色急救车的优点有环保、节能、生态。因此,可以认为现代绿色数字化急救车是当今世界最理想的急救车。

第二节 5G智慧医疗院前急救模式

完整的严重创伤救治体系包括院前急救、院内急救和后续治疗,院前急救是严重创伤救治体系的重要组成部分。相关研究表明,在我国接受院前急救的患者中创伤患者所占比例达35%～40%。在严重创伤院前急救工作中,迅速判断基本伤情、及时有效地进行现场处置和快速转运,并通过联动预警系统将伤情报告给区域性创伤中心急救医护人员,可为创伤患者的院内急救节省宝贵时间,提高救治成功率。

5G网络是指第五代移动通信网络,其峰值理论传输速度可达每秒10Gb,比4G网络的传输速度提高了数百倍。技术将给人们现有的生活方式带来巨大变化。2019年3月30日，上海成为全国首个5G网络试用城市。随后上海市第一人民医院与中国移动通信集团上海有限公司签署战略合作协议，共同打造首个智慧医疗联合创新中心。作为上海市创伤急救中心之一，5G智慧医疗将进一步提升该院严重创伤院前救治能力。

一、院前急救现状

（一）院前急救模式与标准多样

目前，各地结合自身的实际情况，建立了多种院前急救模式，均取得了一定成效。上海市目前采用的院前急救模式特点：统一指挥，就近出车，分散布点，分层急救。市级急救中心进行统一指挥，各区设立急救站，就近调配急救车辆，尊重患者意愿选择就诊医院。北京市朝阳区依托社区化模式建立了三级急救网络体系，由朝阳区内3家医疗机构、5家急救站点、1个急救中心形成了"三院五站一基地"的紧急医疗救援格局，初步建立了具有自身特点的院前急救体系。目前国内的院前急救模式多样，但总体缺乏统一标准。

（二）急救信息难以实现实时共享

目前，在国内急救工作中，信息传输速度慢，极大地限制了院前与院内急救人员的即时信息共享。当院前急救人员将患者送至院内抢救室后，患者的个人基本信息、身体状态、当前生命体征等数据均需要重新采集评估，严重影响了急救的效率和效果。

二、优势分析

（一）区域急救资源调配合理化

同一个行政区域范围内，各级医院与区域性创伤中心可通过网络平台实现数据与资源共享。借助网络的数据传输优势，院前急救人员可以随时查看到区域内各家医院的院内急救数据（如正接受急救的患者数和剩余抢救床位数等），掌握各家医院所具备的实时接诊能力。同时，结合创伤现场患者病情的严重程度，院前急救人员可以迅速确定级别相匹配、能最快到达并能马上处理的医院，不浪费院前急救的一分一秒，保证创伤患者能得到最可靠、最迅速的救治。

（二）生命体征信息传输实时化

院前急救人员到达现场后，能够迅速处理开放性伤口并检查患者的生命体征，获取心率、脉搏、血压、血糖等医疗数据，并借助救护车内的智能装备，通过网络将相关数据实时传输至即将前往的院内急诊，患者的各项生理数据都可以零时差、无卡顿地实时传输，实现"患者人未到，病情已知晓"的状态。从而保证患者在接受院内急救时，可以有针对性地做到有的放矢、精准医疗，提高创伤救治的成功率。

（三）患者基本信息同步化

患者进入救护车后，如意识清醒，可以让其提供个人基本信息；如患者已经无法配合检查，可通过面部识别等智能设备连接大数据库，迅速确定患者身份。与此同时，借助网络连接患者电子病历系统，其既往病史、就诊记录以及基础疾病等信息也可同

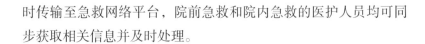

时传输至急救网络平台，院前急救和院内急救的医护人员均可同步获取相关信息并及时处理。

（四）远程急救和远程会诊精细化

如果院前急救人员水平与经验不足，难以满足严重创伤院前急救的需求，则可通过随身携带的高清晰摄像机等设备，利用5G网络实时传输急救现场救治情况，区域创伤中心的相关专家可以对一线紧急救援人员进行指导，5G网络的高速信息传输能力完全可以满足远程会诊需求。院内急救医护人员根据患者的心率、血压等生命体征数据，给出对应的指导意见，实现院前急救精细化，尽最大可能保障患者生命安全。

（五）院前—院内急救无缝化衔接

从院前急救人员一接触患者，其基本生命体征数据、个人基本情况和既往病史等信息便实时传输到创伤中心院内急救工作站，并通过急救车车载智能设备与院内急救团队进行流畅交流，共同制定院前救治方案。同时，5G网络根据实时交通信息，规划救护车到达医院的最快行驶路线，缩短到达医院的时间，实现院前院内急救无缝化衔接，为患者制定最佳治疗方案。

5G网络为智慧医院提供了个性化安全、性能要求可灵活配置、弹性按需使用的网络通道，改变了传统固网、WiFi建设的运维模式，解决了医院网络投资、建设及运维的难题。5G将为智慧医院提供更开放、集约的信息资源承载能力，有力推动智能医疗服务更加高效的运行及更新迭代。技术能有效节约院前及院内急救时间，提升急救成功率、减少因救治不及时造成的后遗症，节约社会公卫成本。

第三节　基于云存储的院前急救系统设计

目前，我国的医疗机制在不断的改革和深化当中，如何健全医院的急救系统是提高医院院前急救效率的关键。基于云存储的院前急救信息系统能为急诊指挥中心、急诊医生、急诊护士、出诊医护人员和患者提供全方位的数字化信息统一服务平台。院前急救信息系统遵循"以患者为中心，服务于临床"的宗旨，优化急救流程，改善医疗服务质量，为患者提供一个快速的"绿色通道"，最大限度地为患者争取抢救时间。

随着移动通信技术、计算机技术、遥测技术、全球卫星定位技术等的不断发展和成熟，医院院前急救水平得到了全面提升。无线光纤通信及卫星数字传输、GPS、GPRS、GIS、大型分布式网络数据库、Internet及LMDS无线接入技术等多领域的高新技术被应用到医院院前急救信息系统的建设中，使得新一代医院院前急救系统变得更加高效、快捷，而且具有一定的智能化和可管理性。

一、系统设计

（一）功能分析

院前急救信息系统是在医院统一的数据中心基础上搭建的应用平台，其基本功能有数据中心、调度指挥功能、质量控制和管

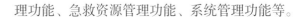

理功能、急救资源管理功能、系统管理功能等。

（二）基于云存储的数据中心设计

云服务是一种基于互联网的相关服务的增加、使用和交付的模式，通常指通过互联网来提供动态易扩展且经常是虚拟化的资源。这种服务可以是IT、软件和互联网相关服务等。提供云计算的平台也被称为云平台，按照云平台的业务类型可将其划分为3类：以数据存储为主的存储型云平台、以数据处理为主的计算型平台以及以计算和数据存储兼顾的综合型平台。院前急救信息系统采用医院私有存储型云平台对急救数据中心进行建设。

与传统的存储设备相比，云存储不仅仅是一个硬件，而且是一个网络设备、存储设备、服务器、应用软件、公用访问接口、接入网和客户端程序等多个部分组成的复杂系统。各部分以存储设备为核心，通过应用软件来对外提供数据存储和业务访问服务。

云存储的实现方式主要有三种：基于主机的虚拟存储、基于存储设备的虚拟存储和基于网络的虚拟存储。基于主机的虚拟存储依赖于代理或管理软件，它们安装在一个或多个主机上，实现存储虚拟化的控制和管理；基于存储设备的存储虚拟化方法依赖于提供相关功能的存储模块，它容易实现，容易和某个特定存储供应商的设备相协调，更容易管理，同时它对用户或管理人员都是透明的；基于网络的虚拟化方法是在网络设备之间实现存储虚拟化功能。考虑到稳定性及安全性，本文采用基于存储设备的虚拟化方法对院前急救数据进行存储。

二、院前急救系统功能描述

院前急救信息系统主要功能模块有远程应急调度模块、远程应急指挥救治模块、任务接收模块、车载急救模块、移动转诊ICU模块、急诊前置公告模块、专家知识库模块、统计分析模块和综合管理模块。

（一）远程应急调度模块

远程应急调度模块最大限度地集成了患者信息和急救任务信息，该模块主要包括：

1.资源总览

整合医院的急救资源，查看待命急救小组及执行中的急救小组信息，并可查看执行中急救患者信息、波形信息。

2.任务分配

分配急救车及医护人员。

3.轨迹回放

回放急救车出车至患者被送往医院完整的轨迹信息。

4.视频回放

安装有摄像头的车辆，可以回放急救车出车到患者被送往医院过程中对患者救治的过程。

5.任务总览

展示医院所有的急救任务信息，并可通过该功能调取患者的相关信息。

（二）移动应急指挥救治模块

在急救车上对患者进行救治的过程中，院内人员可以对救护

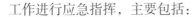

工作进行应急指挥，主要包括：

1.任务列表

显示执行任务的急救小组信息，并能通过快速搜索功能直接定位并显示急救车状态信息。

2.查看波形

车载医护人员到达患者身边如对急救患者进行生命体征采集，波形图会通过3G或4G网络传回医院，便于院内医生查看患者波形。

3.视频通信

车载医护人员与院内专家可通过系统进行音视频通信，使院内专家为患者提供合理的治疗建议。

（三）任务接收模块

在急救车上对患者进行急救的过程中，救护人员通过系统可以申请急救处理，提前对患者进行预分诊，提前申请检察检验项目。如有申请，则院内急救中心做好相应急救准备，转入到院内急救信息系统执行。

（四）车载急救模块

在车载急救模块中，救护人员的工作主要包括：

1.病历录入

可为每辆急救车上的医护人员分配账号及角色权限进行绑定，利用无线网络，通过账号登录医院急救信息系统，填写病历。

2.病历查看

可查看录入的患者病历信息。

3.专家列表

车载医护人员可通过专家列表查看院内专家是否在线，如果需要请求协助，可发出申请，院内专家通过接受申请来对其进行救治指导。

4.疾病评估

对患者的病情进行评估。

5.体征趋势

通过采集急救患者的生命体征信息，以趋势图的形式展现出来。

6.历史任务

该模块下展示了所有急救任务的历史信息，通过选择某个急救任务，可查看该患者的病历、医嘱执行记录、护理记录单以及诊疗信息等。

（五）移动转诊ICU模块

当患者情况危急，需要转诊到ICU时，患者由院前急救信息系统转入院内急救信息系统。此时需要为院内急救信息系统提供患者的病历信息、诊疗信息、医嘱执行记录、护理记录、转运交接单、转运同意书等。

（六）急诊前置公告模块

通过无线网络技术，将院前急救中的患者信息传递到信息系统中，并能在院内的急救中心公告大屏上显示急救车的状态、急救患者信息、急救时间、患者生命体征信息以及检查检验类项目，为患者进入院内急救信息系统做准备。

（七）专家知识库模块

专家知识库集成了各种常见的急救患者的治疗措施及治疗流程，可进行上传、下载及浏览功能。

（八）统计分析模块

在科室管理中，对急救的情况进行统计分析：

1.急救成功率

按照时间对急救成功率进行统计。

2.救治结果统计

对院前急救患者进行救治结果统计。

3.出车情况统计

对院前急救中的出车情况按时间进行统计。

4.疾病分类统计

根据急救任务信息进行急救分类统计。

（九）综合管理模块

对院前急救信息系统中的医护人员、急救车辆、急救任务、急救资源等进行管理，便于管理者对院前急救资源进行合理分配。

院前急救不仅需要采取适当的急救措施稳定患者病（伤）情，更需要及时地和目标医院进行沟通，把患者的信息快捷地传输到目标医院，以便后者能够在第一时间做好施救准备。在这方面，信息化的应用能充分发挥作用，随着院前急救云存储平台的建设，"患者未到，信息先到"的理念逐渐渗透，加快急救系统中的信息建设，使院前急救和院内急救能够无缝结合，尽可能为患者争取到有效的治疗时间。

第四节 基于院前急救服务体系的急诊区域信息化管理

急救医疗服务体系（EMSS）是由院前急救-医院急诊-加强监护病房（ICU）三位一体有机结合组建起来的一种急救医学模式。医院信息化系统（HIS）是集医学、信息、管理、计算机等多系统为一体的现代化医院综合管理系统。急诊区域为EMSS实施场所，具有不可预知性、群体性、紧急性、机动性等特点。这对急诊区域信息化管理提出了相当严格的要求。笔者将以临床决策为基础视角，从院前急救与医院急诊信息化管理、医院急诊与加强监护病房信息化管理两大块对基于EMSS急诊区域信息化管理综述如下。

一、院前急救与医院急诊信息化管理研究探讨

（一）指挥型急救调度中心与医院参与型院前急救信息化管理

据检索、近年来我国院前急救模式分类标准存在着较大争议。王亚东等学者大体将其归纳为三种模式，即独立型、指挥型、依托型。蔡文伟等学者在一项随机对照调查研究中根据急救

人员归属将院前急救模式分为医院参与型、独立型两种模式。其调查数据分析研究显示，医院参与型院前急救模式为当今主要急救模式。其在辐射面积、急救人次、急救效果等方面均优于独立型院前急救模式。但在其研究中发现独立型院前急救模式中急救人员基础生命支持（心肺复苏、手法开放气道、气管插管）技能优于医院参与型。院前急救出诊为120指挥中心统一调度，即指挥型院前急救（以王亚东等学者院前急救模式分类）。对指挥型急救调度中心和医院参与型院前急救的长期院前急救信息化管理研究发现，指挥型急救调度中心采集到的患者信息（如出诊确切地点、患者主要症状描述、目前情况等）与实际存在差异，致指挥型急救调度中心与医院参与型院前急救存在着患者信息的失真，使院前急救人员对患者所需急救医疗资源的判断存在着误差，这在相当大的程度上影响着院前急救的及时性及成功率。据检索，指挥型急救调度中心工作人员配置及其专业归属性存在着较大争议。各地区医疗机构因其人力资源及EMSS发展情况，其人员配置及其人员专业归属性存在着较大差别。故实现指挥型急救调度中心与医院参与型院前急救信息化优质管理，其调度中心人力资源配置及专业归属信息化管理是关键。然如何实现其信息化管理及人员专业归属问题，仍需多中心大样本随机对照实验予以研究探讨。

（二）院前急救与院内急诊抢救室信息化管理

我院急诊科抢救室在急诊区域中肩负着院前急救任务及下级医疗机构转运患者的接诊工作。据统计我院院前急救疾病谱中43.32%的疾病需予以呼吸支持。笔者将以临床呼吸系统阶梯化管理为视角，对院前急救与院内急诊抢救室信息化管理探讨如下。长期急诊抢救室信息化管理研究发现，患者院前急救与院内急诊信息存在着"脱节"现象。需予以呼吸支持的患者由院前转运至院内时，气管插管箱、呼吸机、吸痰器等设备可得性、及时性欠缺。据相关文献大脑缺血、缺氧4～6min脑内ATP耗竭，大于5min将产生不可逆性的脑损害。该"脱节"现象在一定程度上增加了患者大脑缺氧发生风险，这在相当大的程度上影响着患者急救成功率及远期愈后。何忠杰等学者率先提出呼吸系统支持的阶梯化管理（SWBM）这一概念。SWBM评定系统包括二类（无创、有创）、四阶梯（呼吸系统徒手支持、氧疗支持、有创气道支持、机械通气支持）、十方法（复苏体位、开放气道、胸外按压、鼻导管吸氧、面罩吸氧、气管插管/氧疗、环甲膜/气管穿刺、气管切开/气管穿刺扩切、简易呼吸器/呼吸机、常规呼吸机）。其大样本随机对照实验研究证实，该系统能有效地提高急危重症患者呼吸管理效果，并建议在临床急诊中常规使用。笔者认为若将院前急救需呼吸道支持的患者予以SWBM阶梯化管理，并在转运途中与院内急救护理人员说明呼吸支持的级别，以便早期准备各类所需呼吸支持设备。这能在相当大的程度上减少脑缺氧发生风险。据检索，SWBM评定系统在院前急救中应用研究较为有限，缺乏相应的循证医学依据。上述SWBM评定系统仅为院前急救与院内急诊信息化管理中的一点设想。实现院前急救与院内急诊抢救室信息化优质管理，关键在于实现院前与院内患者信息标准化管理。然如何实现患者信息标准化管理及如何建立院前与院内信息沟通途径等，仍需进一步临床随机对照实验予以研究探讨。

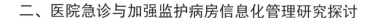

二、医院急诊与加强监护病房信息化管理研究探讨

调查研究发现，基于各地区医疗技术及资源配置等因素，加强监护病房的设置及其科室归属存在着较大差异。在三级以下或者相当一部分三级医疗机构，未予以设置急诊加强监护病房（EICU），而是将其归属于综合ICU。这在一定程度上增加了危重症患者院内途中转运风险。长期急诊区域信息化管理研究发现，院前急救与加强监护病房之间患者信息（如生命体征、临床症状、急诊处理、注意事项等）交接存在着"迟滞"现象。这在相当大的程度上影响着危重症患者治疗的及时性，增加了其死亡发生风险。故实现医院急诊与加强病房信息化优质管理至关重要。

Meta分析显示，体温下降1℃，脑血流量减少6%～7%，颅内压降低5%，氧代谢下降6%～9%。故对心肺复苏术后患者早期实施低温脑保护能在相当大的程度上减少脑细胞水肿，减少大脑缺血、缺氧发生时间。CPCR术后患者持续生命支持及低温脑保护实施场所为医院综合ICU。据临床调查研究发现，医院综合ICU为CPCR术后患者实施低温脑保护存在着延迟性。这在相当大的程度上增加了复苏后患者脑缺血缺氧发生风险，影响其远期愈后。据调查，其延时性的原因在于患者信息交接迟滞，致实施低温脑保护设备准备工作相对迟缓。故实现医院急诊与加强监护病房信息化优质管理势在必行。多中心临床调查研究发现，目前相当一部分医院急诊与加强监护病房信息化多采用口头或者交接单方式予以实现，缺乏及时性及可靠性。信息化管理时机可提前至院前急救阶段，然各医疗机构CPCR技术存在着较大差异。提前至院前急救阶段，可增加医疗资源浪费风险。然如何实现医院急诊与加强监护病房信息化的优质管理，将信息化提前至院前急救阶段风险评估等仍需大量临床实验予以研究探讨。

随着急诊医学的不断发展，急诊区域信息化管理也将面临更为严格的挑战。如何实现急诊区域信息化与院前急救、120急救指挥中心及院内其他急救相关部门如ICU、手术室等无缝衔接；将信息化和急诊医学研究成果转化为急诊区域信息决策管理系统，将是研究探索的方向。

第五节　基于互联网的院前急救转运与风险评估信息平台的构建

随着科技发展的日新月异，利用信息化手段协助实现患者的院间转诊，共享转诊患者的院前、院中、院后的住院信息，包括急救现场和医院的有效衔接，以及使用患者各项指标评估患者当前状况，为患者生命节约每一秒成为当前急救体系研究的重要课题，许多医院和公司从急救车的改进、信息平台的建设、急救电话的研制等多个方面做各种努力和尝试：上海提出"急救智能化"、大连研制远程医疗监护急救一体车、徐州为老人研制"一键通"急救电话等。但是国家尚无完整的关于急救平台的整体流程和行业规范；在院前急救方面，除了120急救体系较为完善以外，在现场急救和院内院外的衔接上做得较差，尤其是各医疗机构之间的信息对接更是匮乏；在转诊患者风险评估，以及使用风险评估结果对转诊进行指导，分流转诊病人方面目前在全国来讲还是空白，而这两方面恰好是我们课题需要研究解决的主要问题。另外，我国的急救资源比较分散，适合于建设局部的、区域性的、点对点的院前急救体系，因此统筹建设区域化急救转诊与风险评估信息平台需求非常迫切。

一、平台主要功能

院前急救转运与风险评估信息平台由医疗数据采集平台、院前急救转运信息平台、车载移动转诊信息平台（包括现场急救与移动电子病历）、风险评估平台四部分组成，系统平台主体部分使用基于SOA架构的多层体系结构，WEB2.0，SQL2008数据库，车载部分使用基于VPDN网络的移动软件开发技术和3G（GIS、GPS、GMS）技术，组建一个从救护车到医院前置服务器的虚拟局域网，现场急救采用配备无线通信的移动急救箱，使现场、救护车、医院形成一个有机的整体；基于基础数据的风险评估则侧重于采用医学分析的方法，通过转运患者各项指标的基本数据，由系统自动生成最终评分，从而指导转运医院和急救现场医生按照风险程度决定是否进行转运以及合理分流病人。

（一）患者基本数据采集

患者基本数据是整个平台架构的基础，数据采集的原理是通过转运医院的HIS、LIS、PACS系统直接提取待转运患者各项指标内容，通过专网或者互联网传送到院前急救转运信息平台，转运信息平台与医院前置服务器进行数据通信，院内数据同样通过前置服务器和院前急救转运平台进行数据交换，从而实现转运患者各项基本数据在当前医院和转运医院之间的数据共享，实现对患者事前分析、事中检查、事后反馈全过程的监测。

数据采集分为数据接口采集、数据填报采集、数据报表上传三种；按照区域内信息化程度、医院HIS、LIS、PACS、手术麻醉系统等信息系统成熟度及区域数据支持度进行划分，对于信息化程度较高，有前置服务器和对外接口支持医疗机构采用数据接口采集方式，优点是资料齐全、传输稳定实时、可有效实现资源共享；没有前置服务器的医疗单位，可以采用网络数据填报的方式采集，缺点是所需资料较多，工作量大；对于信息化基础比较差的医疗单位采用数据导入导出的方式，这种方式填报的数据质量比较差，只能做最基本的数据分析。

（二）危重症风险指标评估

风险指标评估是指按照预先定义的规则和计算公式，由计算机通过平台所采集的基础数据进行分析，计算出评估指数，从而指导临床应用，并为临床科研提供了重要的参考依据。由于我院是儿童专科医院，因此在风险指标参数设置上以儿童患者为主要研究群体，目前已经用于临床应用的指标主要包括：儿童死亡风险评分PRISM；儿童死亡指数a revised version of the Pediatric Index of Mortality；危重症质量评估指标；生理稳定指标。以死亡风险评分为例，部分评分表内容及打分方式见表4-3。

表4-3　儿童死亡风险评分表

指标	年龄段	评分方法	
心血管/神经系统 重要指标 （1~6）			
收缩压 （mmHg）	___分	3分	7分
	新生儿	40~55	<40
	婴儿	45~65	<45
	儿童	55~75	<55
	青少年	65~85	<65
心率（每分钟）	___分	3分	4分
	新生儿	215~225	>225
	婴儿	215~225	>225
	儿童	185~205	>205
	青少年	145~155	>155
……	……	……	
……	……	……	

所有待转运患者信息通过下级医院的基本数据采集，按照风险评分规则，由计算机自动计算各项分值之和：PRISM总得分，根据不同分值，提示工作人员转运风险和病情危重度，为患者急救转运提供数据支持和参考依据。

（三）区域间转诊与信息共享

区域间转诊是为了实现一定区域范围内（如一个地区、一个省），患者在各家医疗机构之间实现双向转诊而建立的信息平台，同时也是实现"小病进社区、大病进医院、康复转诊社区"以及患者是否能进行转诊的基本过程，该模块可以分为转诊申请、转诊接收、远程会诊、患者风险指标分析、转诊患者全过程电子病历（包括急救途中生命体征信息及急救电子病历）等其他相关功能，转诊过程中，由待转出医院提出转诊申请，并将转诊患者信息上传到信息平台，接收医院通过患者基本信息及风险评估评分初步分析，确定是否进行转诊，确认转诊后，出诊车辆采集到的院前急救信息以及转入医院治疗过程中用药情况、检验检查、病历首页等同样共享到信息平台，供转出医院参考，同时系统提供简单会诊功能，能够实现疾病会诊回复、实时指导等功能，系统通过有效的权限控制能够在转入医院和转出医院之间对转出患者形成一对一专线服务，实现患者从转出、转运、转入、转回整个过程的监控，有效降低了医疗风险，挽救患者生命。

（四）院前急救车载信息系统

医院救护车依托专网和VPDN通信网络，建立院前急救车载系统，在医院、救护车之间通过VPDN网络搭建基于管道技术的P to P数据传输局域网，确保医院救护车监控信息、生命体征信息单向、及时反馈到医院客户端，在实现传统120急救车功能的基础上，新增加急救现场监控，移动电子病历、与医院电子病历整合；在急救现场强调了现场急救通过3G无线网络将现场患者生命体征信息传输到信息平台，供医院专家远程诊断；整个车载过程形成一套完整的急救电子病历，同医院HIS、LIS、PACS、EMR进行整合，形成完整的医疗档案。

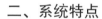

二、系统特点

(一)有机地实现了区域内现场急救与院前急救结合

院前急救转运与风险评估信息化平台以拥有优势医疗资源的医院为核心,联合各级地方医院一起建设区域内院前急救信息化体系,在急救现场,我们在保留原有转运急救模式的前提下,采用信息化支持的先进现场急救模式,同时利用VPDN网络进行音视频的现场传输,及时将信息传输到目的医院,达到现场急救的目的,转运过程中产生的所有数据会以急救电子病历的形式与医院EMR进行整合,保证整个救治文档的完整。

(二)通过数据分析和信息共享,降低转运风险

转运之前,通过信息平台实现患者基本信息上传,并自动进行评分分析判断转运的合理有效性,做到事前有预防,在转运过程中,利用网络实现生命体征信息传输、图像实时传输、急救电子病历传送,做到事中有管理,对患者整个过程的医疗信息形成有机整合,并通过信息平台进行共享,做到事后有反馈,从而形成了闭环的急救转运流程,降低了医疗风险。

院前急救转运与风险评估信息平台适合于医疗资源分配不平衡、资源分散、以一家或几家大型三甲医院为核心辐射到周边中小医院的区域化急救转运,能很好弥补下级医院医疗技术不足,共享大型三甲医院的经验与技能,当然平台风险评估数据依赖于下级医院的数据传输准确性,在PACS图像处理方面尚有不足和改进之处,需要我们在实践工作中不断总结和探索。

第六节　"无线电子病历系统"在院前急救中的研究与实现

电子病历是医疗信息化建设的一个重要环节，其实施不仅体现了一个医疗单位的现代化水平，同时也是单位办公效率的一个重要标志。而院前急救单位也必须跟上时代的发展步伐。实现"电子病历"，才能更快更好地实现与医院的无缝衔接，才能通过电子病历系统中的数据，实现科学化的管理。

一、软件设计

（一）病历管理

1.病历登记

病历登记界面中根据随车医生姓名查看此人的出车信息，随车医生为空说明此医生未考勤上班。需要在受理台中或者车载中考勤上班。可以根据出车时间、医生过滤出车信息，查询出的结果三种颜色代表出车事件的患病登记情况。黑色：登记；红色：未登记；紫色：特殊事件。单击某一出车事件的流水号即可进行患者信息登记或更新查询。根据需求查找到电子病历流水号后，点击该流水号后即可跳转到患者信息界面，在界面右下方可以看到有"添加新患者""保存""保存并提交"的功能按钮。患者信息界面中主要包括：

①基础信息：如年龄、姓名、婚姻状态等信息。

②节点时间：展示受理调度以及派车等时间节点。

③病情摘要：主要记录患者的主/代诉、现病史、过去史等信息。

④体检：检验患者的生命体征。

⑤辅助检查：记录患者血糖、GCS评分、TI评分心电监护、心电图印象等信息。

⑥诊治记录：保存患者初步印象和记录患者在救治过程中使用的药品以及药材。实时监测患者的生命体征。

⑦其他信息：记录额外一些信息来判断此事件属于什么级别。如：车辆行驶：记录救治中所产生的公里数。医疗收费：记录救治中所产生的医疗收费情况。医疗欠费：记录救治中无力支付医疗费用的信息。

2.病历查询

此功能是查询已保存过的患者病历信息。可以根据出车时间、医生、患者姓名、流水号、是否提交进行过滤信息。

3.病历审核

此功能是针对已提交的病历但存在有误的需要修改审核。查询申请人的患者信息。单击详细可以查看病历信息。单击允许则允许修改，禁止则禁止修改。

4.病历查阅

此功能针对科长以及科长以上的权限。可以对已提交的病历进行查阅。查阅过后的病历会以紫色代替。单击详细可以查看病历的信息。

5.病历模板

此功能需要有特定权限授权的账号登录系统才能看到。在病历模板中，可以对现有病历模板进行"添加模板"、修改和删除操作。点击 🔧 按钮可以对当前病历模板内容进行修改操作，点击 ✖ 可以删除当前病历模板。

二、业务统计

（1）病历初步诊断统计。统计电子病历中初步印象。统计的内容是ICD10中的疾病，非ICD10中的疾病暂不提供统计。可以划分年龄进行统计。统计日期是根据病历保存时间来统计。年龄维护界面请转到"数据维护→统计年龄"栏目中。

（2）病历综合业务统计。此统计病历项目信息。统计一段时间内所有单位的输入项目信息。

（3）病历项目详细统计。此统计是针对医生快速查询所填写的病历项目。统计日期是病历保存时间。统计项目来自"数据维护→病历项目"中的数据。

（4）病历登记情况统计。统计一段时间内医生病历登记情况。包括统计项目：随车次数、病历登记保存数、保存并提交数、未登记数、特殊事件数等。

3.数据维护

（1）系统设置：系统设置模块可以配置系统的模块名称、随车人员是否允许多名、病历信息是否允许同步受理、是否显示患者信息。

（2）统计年龄：此功能是针对病历初步诊断统计所提供的。可以进行添加、修改、删除年龄段来进行业务数据统计。

（3）车辆保险：此功能主要维护车辆保险中的保险公司和险种信息，主要功能为增、删、改操作。

（4）病历项目：病历项目是针对病历中的项目进行维护的，如病历登记界面中的疾病类别、急救性质、原因等信息。

（5）病历项目数据：此功能是维护病历登记界面中所有选择项的数据（除GCS、TI、心电监护外）。可以根据病历项目、项目名称进行过滤数据。

三、硬件设计

（一）硬件设计

由于急救工作的特殊性，其病历录入在车辆中完成，系统以无线传输的形式，利用手持终端录入实时数据，完成所需工作。在中心值班的车辆，也可以在PC机中完成病历的录入。

硬件包括：平板电脑（屏幕尺寸：>7英寸）。操作系统：iOS7或Android。处理器核心：双核心。内存：≥1G。存储容量：≥16GB。屏幕分辨率：≥1280×800。网络模式：电信3G，联通3G。摄像头：双摄像头（前置：≥120万像素，后置：≥500万像素。续航时间：≥10小时左右。WiFi功能：支持802.11a/b/g/n无线协议）。

服务器：用于实现系统的运行，数据的传输。

PC机：用于查询系统的运行情况，管理各类数据、病历的录入情况。

CDMA卡：只含流量的卡，用于无线传输数据。

（二）硬件实现

通过与电信拉APN专线，开通IPAD专用的CDMA流量卡，实现区域内的无线传输，使IPAD在规定通道内传输数据。

无线电子病历，是院前急救病历发展的一大进步，是全球信息化发展的趋势。只有把医生从手写病历中解放出来，才能更大价值地发挥医生的作用。且电子病历一经书写，不易更改，保证了病历的严肃性。且院前急救行业的特殊性，只有无线输入电子病历，才能更及时、准确地实施电子病历。

第七节　云技术在院前急救信息化建设中的应用

急救中心信息化建设是当前信息技术与医院急救工作深入结合的重要保障。21世纪以来，互联网的发展和普及，使云技术成为目前网络科技中最热门的领域。云技术的规模很大，包括云计算、云存储、云安全等，运算的能力很强，可以借助虚拟化科技将全部系统的平台建立在云端，再加上其维护性与扩展性能十分出色，能够高效整合计算的资源，使系统的使用人员能够专注在实际的业务上，为人们带来极大便利。近几年，国内一直大力推动医院的信息建设，医院信息化能力也是其综合实力的重要环节，在医院的信息化建设中应用云技术，已经成为医院发展的趋

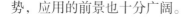

势，应用的前景也十分广阔。

一、云技术概述

云技术（Cloud technology）作为现今计算机信息化技术创新应用的重要组成部分，是多种技术应用的总合，具有处理效率高、应用灵活的特点。云技术作为新一代信息技术应用成果，在实际应用的过程中，应用对象不需要通过专门的学习掌握云技术操作相关知识，其使用更加方便。基于以上分析，从实质上来讲，云技术是一种虚拟化的资源，是在互联网动态信息扩展基础上应用实现的结果。而在云技术使用中云计算技术的应用作为关键部分，通过分布式计算和虚拟化控制，便能够将大容量的数据信息进行整合分析，具有较强的运算能力。现今，部分生产生活系统已经开始使用了云计算技术，这一技术实际投资成本较低，产出效果明显。简言之，云技术就是通过数据信息的高速计算，在不同地区和不同时间段下，借助不同终端，根据终端用户的不同需求提供个性化的服务。

二、云技术应用于急救中心信息化建设的必要性分析

云技术应用于急救中心运作中，主要是云技术价值优势发挥的结果。将云技术应用于急救中心信息化建设有着非常必要的现实意义。具体如下：

首先，传统的急救方式主要是通过电话报警的方式实现的，这种方式促使患者和急救中心人员之间无法准确获得需要急救的地理位置，会延误急救的最佳时机。而云技术在急救中心的使用，能够通过一键报警方式的实现，信息化中心通过云计算处

理，自动化地、实时性地获得需要急救人员的空间位置，对于缩短整个急救调度时间有着重要的作用。

其次，急救中心对于病人急救时存在大量急救患者多个医疗机构之间转换的结果。传统的急救方式使用纸质档案，新接纳的急救中心无法准确、及时地了解到关于患者的前期治疗状况，对患者年龄、血型、常用药、慢性病等需要重新进行询问和登记，耗费急救时间。通过与技术的使用，可以实现档案的电子化存储，网络信息传输，档案调度，各个医疗机构之间实现实时互联互通，有效获得关于病人的信息，最大化地方便后期治疗。

然后，云技术应用于急救中心信息化建设中，能够通过云急救方式的使用将患者的治疗图像、视频功能以及抢救措施等在医护人员之间传递，并且急救医疗人员可以在急救车上进行远程会诊，通过网络医院做好抢救准备，在急救途中掌握最佳的治疗时机。

最后，随着现代医疗服务水平的不断提升，云技术在急救中心信息化建设中的使用，能够通过在线信息网络的沟通交流，建设自身专属的云急救专属服务团队，这样在患者求助急救服务时，云急救志愿者便可以通过信息化中心发布的指令迅速获得患者的位置，到达现场，进行救援。

综上所述，云技术在急救中心的使用是现代化信息技术与医疗创新结合的最新成果，对于改进传统急救方式，发挥云急救优势，掌握最佳的急救时间，推进急救中心信息化建设工作统筹推进。

三、云技术在急救中心信息化建设中的应用

云技术在急救中心信息化建设中的应用能够充分借助信息化

技术快速定位，精确获得信息的优势，跨越时空距离实现快速救援。实际急救中心信息化建设过程中，需要与医院现存信息系统和信息平台实现有效的对接，促使内外部协调统一，在急救工作高效完成的基础上，同时符合医院整体运行发展需求。云技术在急救中心信息化建设中具体应用如下：

（一）全域化调度

全域化调度指挥体系优点在于可将全市的院前急救整合成一个整体，信息集中，数据共享，遇见突发事件可全域统一指挥；而且在系统升级和管理上，也可以降低成本，只要完成市中心调度指挥系统的建设和升级，再通过云技术就能让其他县区的急救站实现完全共享，省下很大一笔硬件、软件和维护的费用。

（二）院前院内一体化

急救中心的私有云除了纵向扩展与全省急救中心对接，还可以横向扩展与院内的信息系统对接，对于医院来说，借助公共云来提升效率更加方便直接，病人也可以借助多平台对公共云进行访问，然后得到自己所需的各种信息。此外，在不同医院统一软件便可以实现统一化的应用，也就是一个软件可以为多家医院提供服务，这样能够在统一平台上，促使不同医院进行病人以前就医病例信息的调取，同时将当下治疗结果上传，为医疗救治服务提供了极大的贡献价值；通过云技术的存储和计算，还可以通过大数据对一段时间的病种和病情进行分析，为科学研究打下坚实基础。

（三）与区域信息平台对接

云技术可以实现急救中心与卫健委的区域信息平台对接，完成急救信息和区域信息平台数据的共享，内容包括出车信息、病人信息和电子病历信息，中心也可以通过信息平台，获取病人的医保卡信息，方便救护车在院前院内的交接。此外，云技术可以将医疗机构与公共卫生信息网有效联动在一起，促使各个医院急诊系统实现一体化互动，建设居民电子健康档案。而当患者急救时，医疗中心信息化系统便可以通过网络联动的方式，实现电子化身份证对接，以最快的速度了解患者既往病史，在最短时间内确定最佳的急救措施。云技术在急救中心信息化建设中的应用最为主要则是患者急救信息并不是存储在本地，而是直接上传到网络中心，通过云端存储和权限获取，便可以跨越时空获得患者的资料信息，进行一系列的抢救。

参考文献

[1]苏强，杨微作．网络数字时代的院前急救管理研究[M]．北京：科学出版社，2021．

[2]汪方，刘小路．应急救护手册[M]．上海：上海科学技术出版社，2019．

[3]王军，肖文．院前急救工作手册[M]．兰州：甘肃科学技术出版社，2017．

[4]刘力．院前医疗急救工作手册[M]．北京：知识产权出版社，2017．

[5]董胜利．中西医结合院前急救全科手册[M]．北京：学苑出版社，2018．

[6]广州市急救医疗指挥中心，广州市院前急救管理专家委员会．广州市院前急救团队标准化操作流程培训手册[M]．广州：广东科技出版社，2018．

[7]许铁，张劲松，燕宪亮．急救医学[M]．南京：东南大学出版社，2019．

[8]（美）ScottC．Sherman．临床急救医学[M]．上海：上海科学技术出版社，2019．

[9]吕金泉．急诊医学理论进展与临床实践[M]．南昌：江西科

学技术出版社，2019.

[10]刘文清．医院信息化管理[M]．哈尔滨：黑龙江科学技术出版社，2020.

[11]胡强，胡外光，陈敏莲，董有方．基于自主可控技术的智慧医院信息化建设[M]．北京/西安：世界图书出版公司，2019.

[12]王以朋，胡建平，张福泉．医院流程管理与信息化实践[M]．北京：中国协和医科大学出版社，2019.

[13]沈剑峰．现代医院信息化建设策略与实践[M]．北京：人民卫生出版社，2019.

[14]吴丹，孙治国，姜岩．医院管理与公共卫生服务[M]．北京：中国纺织出版社，2019.

[15]孙虹．"互联网+"时代智慧医院建设[M]．北京：电子工业出版社，2017.

[16]陈俊桦，杜昱．智慧医院工程导论[M]．南京：东南大学出版社，2018.

[17]吴亚杰．数字化医院[M]．郑州：河南科学技术出版社，2015.